MÉMOIRES

sur

L'ÉLECTRO-PUNCTURE,

LE MOXA,

ET L'ACUPUNCTURE.

DE L'IMPRIMERIE DE LACHEVARDIERE FILS,

SUCCESSEUR DE CELLOT, RUE DU COLOMBIER, N° 30.

MÉMOIRES

SUR

L'électro-puncture,

CONSIDÉRÉE COMME MOYEN NOUVEAU DE TRAITER EFFICACEMENT

LA GOUTTE, LES RHUMATISMES

ET LES AFFECTIONS NERVEUSES,

ET SUR L'EMPLOI DU

Moxa japonais en France;

SUIVIS D'UN

Traité de l'Acupuncture et du Moxa,

PRINCIPAUX MOYENS CURATIFS CHEZ LES PEUPLES DE LA CHINE,

DE LA CORÉE ET DU JAPON;

ORNÉS DE FIGURES JAPONAISES.

PAR LE CHEVALIER SARLANDIERE,

DOCTEUR EN MÉDECINE, MEMBRE DE PLUSIEURS ACADÉMIES
ET SOCIÉTÉS SAVANTES.

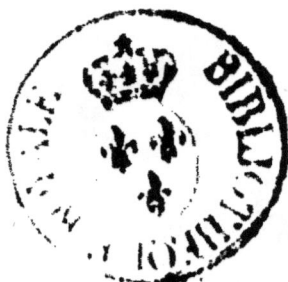

A PARIS,

CHEZ L'AUTEUR, RUE DE RICHELIEU, N° 60;

ET CHEZ M-me DELAUNAY, LIBRAIRE,

RUE SAINT-JACQUES, N° 71.

1825.

PRÉFACE.

En publiant les mémoires et le traité qui sont contenus dans ce livre, je me suis proposé de faire connaître un moyen curatif qui a l'avantage de s'adresser directement aux organes malades, à quelque profondeur qu'ils soient placés; prérogative qu'il ne partage avec nul autre, à l'exception des opérations de chirurgie. Tout le monde connaît l'étonnant effet de l'électricité sur nos organes ; chacun sait aussi que les premiers médecins qui s'en sont occupés avoient cru trouver, en l'employant, le véritable agent qui pût remédier à toutes les affections nerveuses, même les plus graves, et à toutes les maladies, de quelque nature qu'elles fussent; mais, n'ayant jamais eu l'idée d'opérer la décharge du fluide, la secousse électrique, dans l'intérieur même de nos organes, et s'étant bornés à agir à l'extérieur, ils ont dû être nécessairement déçus de leurs hautes espérances. Mon moyen consiste à introduire le fluide électrique à l'aide d'une tige métallique jusque dans le tissu souffrant. C'est en ce lieu même que j'opère le choc, l'ébranlement ou la secousse qui doit modifier la douleur, le mouvement ou la circulation capillaire.

Je me suis aussi proposé de réclamer l'antériorité

de l'emploi que j'ai fait de l'acupuncture sur celui qui
se fait en ce moment de cette opération. Je fais voir
en même temps la différence qui existe entre l'acupuncture simple et l'électro-puncture, puisque par
l'une on prétend *soutirer* l'électricité, et que par
l'autre au contraire je sature de fluide électrique. Je
laisse aux praticiens à décider de la prééminence
qu'ils doivent accorder à l'un ou à l'autre de ces
moyens, qui sembleraient produire un effet opposé (1) et qui cependant concourent au même
but : sauf que l'un d'eux opère (selon moi) beaucoup plus efficacement que l'autre, et que son
action sera facilement comprise de tout le monde,
les effets de l'électricité étant connus ; tandis que
l'autre, entouré d'un prestige merveilleux et consis-
tant dans la simple présence d'une aiguille dans nos
tissus sans autre action, trouvera souvent des incré-

---

(1) Je n'ignore pas que M. Jules Cloquet a beaucoup vanté la
pratique de l'acupuncture, et qu'il a rapporté un assez grand
nombre d'observations de cures merveilleuses par ce procédé ; mais
j'observerai en passant que M. Cloquet n'aurait pas nui à l'acupuncture, ni déparé son cahier d'observations, s'il avait cité en
tête celle du cataleptique de Montaigu, acupuncturé par moi en
1815, et qui au moyen de cette opération a pu recouvrer la faculté
d'ingérer les aliments, et de vivre pendant l'espace de six mois
jusqu'à guérison. M. Cloquet n'a pu ignorer cette curieuse et importante observation, puisqu'elle est consignée dans les bulletins
de la société médicale d'émulation (1816) dont M. Cloquet et moi
sommes membres.

dules. Cependant, loin de ternir l'acupuncture, dont j'ai fait usage avec succès depuis plus de neuf ans, je contribuerai ici à en relever l'éclat par la publication du précieux traité japonais qui termine cet ouvrage. Ce traité est pour les peuples de la Chine et du Japon, ce que sont pour nous les Aphorismes d'Hippocrate, c'est assez dire de quelle importance il peut être (1).

J'ai joint à ces deux pièces un mémoire ou plutôt une notice sur la préparation du *moxa japonais*, d'après le procédé que j'emploie pour le confectionner, suivie de quelques considérations sur son emploi, et les avantages qu'il a sur le moxa de coton généralement usité en France.

---

(1) En 1815, M. Klaproth, orientaliste très distingué et fils du célèbre chimiste de ce nom, sachant que je m'occupais de recherches sur le moxa des Chinois, m'envoya une figure japonaise que les Chinois nomment *Tsoé-bosi* et sur laquelle sont indiqués tous les points où il leur est prescrit d'appliquer le moxa, et de pratiquer l'acupuncture ; je fis, d'après cette figure, plusieurs dessins pour M. le baron Larrey, qui, vers ce temps-là, préparait déjà son article *Moxa* du dictionnaire des sciences médicales. Cette figure avait été rapportée du Japon par un savant hollandais, qui avait résidé dans ce pays pendant dix-huit ans et qui s'était beaucoup occupé de la médecine chez ces peuples. Plus tard M. Klaproth eut la bonté de me mettre en rapport avec des personnes qui avaient acquis différents objets et des manuscrits provenants de la succession de ce savant, qui mourut au moment où il allait les publier en Europe : je fis alors l'acquisition du manuscrit qui renferme les préceptes fondamentaux de la médecine des Chinois et des Japonais, et sur lesquels ils ont basé la pratique

Quoique mon moxa soit déjà assez répandu, je n'avais encore rien écrit pour le faire connaître, si ce n'est le petit article *ustion* du Dictionnaire des sciences médicales, et je devais au public et surtout aux médecins d'en faire connaître les avantages.

Ce petit ouvrage ayant été écrit à la hâte, je n'ai pas eu le temps ni la précaution d'en soigner le style, et il sera sous ce rapport sans doute rempli d'incorrections; mais ce qui me semblait être le plus important, je l'ai fait; c'est la précision de l'impression du traité japonais, et la fidélité à le reproduire laconiquement et correctement : dans le reste j'ai cherché seulement à être court et clair; heureux si j'ai employé assez de temps pour y parvenir.

---

de leur acupuncture et de leur moxa depuis tant de siècles. J'avais aussi copié avec la plus scrupuleuse exactitude le *Tso-bosi* en trois dessins. Deux de ces dessins ayant été égarés, j'ai dû naturellement différer la publication du traité dont ces figures étaient la démonstration. M. Rehmann, médecin de l'empereur de Russie, m'avait dit en 1817 ou 1818 avoir vu mes dessins égarés, chez l'un des médecins du roi de Prusse ; j'ignore comment ils lui sont parvenus, et j'attendais l'occasion de pouvoir les recouvrer, lorsque la vogue récente de l'acupuncture m'a fait faire des recherches, et j'ai eu le bonheur de retrouver le moyen de prendre une nouvelle copie du *Tso-bosi*: c'est ce dessin représenté sous trois faces que je joins à la fin de ce volume, et sans lequel le traité chinois perdait toute sa valeur.

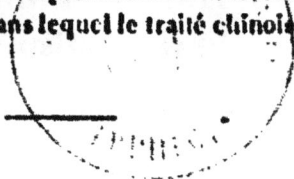

MÉMOIRE

SUR

L'ÉLECTRO-PUNCTURE.

L'électro-puncture (1) ou acupuncture électrique diffère de l'acupuncture proprement dite
en ce que l'aiguille ne joue pas le principal
rôle dans l'opération qu'on pratique, mais sert
de conducteur à l'électricité, qui, introduite à
travers la peau dans le tissu musculaire même,
ou dans le tissu fibreux, modifie la vitalité de
ces tissus à tel point qu'elle y dénature la douleur et fait cesser l'irritation. Comment ce pro-
dige s'opère-t-il? Est-ce en changeant le mode
d'irritation, en forçant les nerfs à ressentir la
douleur d'une autre manière que celle dont ils
avaient contracté l'habitude, ou bien est-ce en
surmontant la douleur dilacérante et aiguë de
la goutte et du rhumatisme, par une secousse,

---

(1) D'*electrum*, d'où dérive *electricitas*, électricité,
et de *punctura*, piqûre.

1.

une convulsion, une stimulation qui force tout un muscle, ou toute une portion de tissu fibreux à se contracter, que l'irritation est ébranlée et qu'enfin elle est vaincue? je ne veux ni m'arrêter à discuter ces propositions, ni en établir d'autres qui auraient bien aussi leur degré de probabilité ; je me bornerai à présenter les faits, et à chercher à bien étudier les phénomènes que j'aurai vus se produire, afin d'éviter les conjectures et les fausses applications, sources infinies de tant d'erreurs en médecine.

Afin de mettre mes lecteurs à même de juger de l'importance de l'électro-puncture, je dois entrer dans quelques considérations sur l'électricité et sur l'acupuncture, puisque c'est de ces deux moyens combinés que l'électro-puncture se compose.

Électricité simple.

L'électricité, comme on sait, consiste en un fluide qui se trouve répandu dans tous les corps de la nature, et dont l'accumulation se fait sur quelques uns par le frottement. Par exemple, le verre, les résines, le soufre, ont la propriété, étant frottés, d'accumuler l'électricité et de la lancer sur des corps qui s'en emparent facilement et au moyen desquels ce fluide se transmet avec une rapidité qu'on n'a encore pu évaluer. Ainsi les métaux terminés en pointe s'emparent avec la plus grande facilité du fluide électrique, lequel parcourt toute leur étendue avec la rapidité de l'éclair et se transmet aux corps auxquels ils aboutissent. Si ces corps se trouvent isolés sur des supports de verre, ou par des cordons de soie ou tout autre corps qui ne se laisse pas facilement pénétrer par l'électricité, ils sont aptes à recevoir et à garder toute la portion d'électricité qui leur sera transmise.

Nos corps organisés étant au nombre de ceux qui reçoivent facilement le fluide électrique, et qui se prêtent à son accumulation, peuvent, lorsqu'ils sont isolés du réservoir commun (la terre), et en communication directe avec les conducteurs d'une machine électrique, se saturer en quelque sorte d'électricité, au point que les cheveux paraissent en feu et se hérissent, c'est ce qui s'appelle recevoir l'électricité par bain.

Si dans cet état l'opérateur non isolé, approche d'un point quelconque de la surface de la personne isolée, une pointe de bois, il s'établit entre ce point et la pointe un courant *électrique* qui produit la même sensation qu'un vent

1.

coulis; si, au lieu d'une pointe, on approche une brosse de soie de sanglier, il s'établit un grand nombre de ces courants, et il en sort de faibles aigrettes qui font éprouver à la partie la sensation d'un fourmillement.

Si, au lieu de ces pointes de bois ou de crin, on approche de la partie, à la distance de deux centimètres (8 lignes) une pointe de métal, il en sort également un courant; mais si on l'approche à un centimètre, il s'établit entre cette pointe et la surface une aigrette lumineuse qui fait éprouver la sensation d'une piqûre; si à cette pointe on substitue un faisceau de fils de fer ou de laiton, ces aigrettes se continuent et les piqûres se multiplient.

Quand, au lieu d'une pointe aiguë de métal, on approche une pointe mousse ou un petit bouton semblable à la tête d'une grosse épingle, une étincelle s'échappe de cette extrémité et va frapper la peau en y produisant la sensation du contact d'une étincelle de charbon; mais sans y laisser ensuite l'impression de brûlure : jusqu'ici la sensation ne traverse pas le derme.

Si, au lieu d'une pointe mousse, on emploie une boule de métal, du volume d'une noisette ou de celui d'une noix, les étincelles qui partent sont plus grosses et viennent percuter avec plus de force; le choc semble se transmettre aux fibres musculaires sous-jacentes ; lorsqu'au lieu de tenir les boules à la distance de deux centimètres de la partie sur laquelle on veut opérer, on les appuie sur une flanelle qui recouvre la peau et qu'on les promène sur un espace déterminé, cela s'appelle électriser par frictions : le patient éprouve alors la sensation d'une chaleur incommode, d'une cuisson comme celle qu'il ressentirait s'il était trop près d'un grand feu ; la peau rougit, et conserve encore l'impression pendant quelque temps.

Si enfin, au lieu de conduire directement sur une partie du corps le fluide pris sur le plateau de verre par les pointes des conducteurs, on accumule ce fluide dans la bouteille de Leyde, adaptée à un instrument qu'on nomme *graduateur* ou électromètre de Lane, et qu'ensuite on mette la personne isolée en rapport d'une part avec l'armature interne de la bouteille, et de l'autre avec l'armature externe, alors cet appareil se déchargeant de tout le fluide qu'il avait accumulé, fait ressentir aux deux parties sur lesquelles il est dirigé une secousse ou commotion plus ou moins forte,

selon que l'électromètre est gradué. Cette
commotion traverse la peau, agit sur les muscles qui l'avoisinent, et semble se perdre dans
le trajet du cordon nerveux principal, qui dis-
tribue des rameaux à ces mêmes muscles. La
sensation de cette commotion est principalement marquée dans les articulations qu'elle
traverse. Quand après avoir accumulé un
grand nombre d'étincelles dans la bouteille de
Leyde, on vient à la décharger sur une partie
de notre corps, alors la secousse devient très
violente, parcourt un plus grand trajet, se fait
ressentir dans un plus grand nombre de muscles, et quelquefois semble ébranler toute la
moelle épinière et tout le cerveau; on a vu des
tremblements de plusieurs heures, et même
de plusieurs jours, succéder à de semblables
commotions.

L'électrisation par bains, par courants ou
effluves, par aigrettes, par frictions, par étincelles et par commotions, a été appliquée à un
grand nombre de maladies, tantôt mal admi-
nistrée, tantôt bien entendue et bien dirigée.
Elle a réussi principalement dans les affections
douloureuses des muscles et des tissus fibreux,
et surtout dans la chronicité. Elle a encore
réussi dans les affections nerveuses, soit con-

vulsives, soit paralytiques, soit sensitives. Elle
a réussi aussi à activer la nutrition, l'élabora-
tion des fluides, à rétablir certaines fonctions
accidentellement supprimées, et à dissiper des
tuméfactions non inflammatoires, telles que
goître, scrofules, tumeurs blanches, engorgement du tissu cellulaire ou de glandes, etc...
Elle a encore été employée avec succès dans
les irritations subinflammatoires de la peau,
telles que dartres, éléphantiasis, etc., et même
dans quelques inflammations dermoïdes cir-
conscrites, telles que furoncles, etc. Certaines
de ces affections très anciennes ont cédé à l'application persévérante de l'électricité, alors
qu'elles avaient été rebelles à tout autre moyen
thérapeutique. Seulement on doit observer
que lorsque le tissu cutané ou le cellulaire
sont affectés, et conservent beaucoup de sensibilité au contact, il ne faut agir que par
courant ou tout au plus par aigrettes ; quand
il y a peu de sensibilité, que l'affection cutanée est très chronique, on peut électriser par
étincelles. Les étincelles fortes et les commotions doivent être réservées pour les affections
musculaires, fibreuses, glandulaires et nerveuses. Les névroses de l'œil et de l'ouïe doivent
être traitées avec beaucoup de précautions;

celles des autres sens et du système musculaire
dans une petite étendue, peuvent être traitées
par les étincelles qu'on gradue selon la chronicité et l'habitude, ou la tenacité morbide;
celles d'un grand nombre de muscles ou
des centres nerveux se traitent toujours par
commotions. Les névralgies, ou irritations des
cordons nerveux (tics douloureux, tics convul-
sifs) doivent être traitées d'abord par étincelles et ensuite par commotions.

Règle générale. Jamais on ne doit traiter par
l'électricité les inflammations de quelque importance, quel que soit d'ailleurs leur siége :
mais il serait encore plus dangereux d'administrer l'électricité dans les inflammations des
viscères, que dans celles des tissus extérieurs :
c'est là la grande raison pour laquelle l'électricité a échoué entre des mains mal habiles,
et pour avoir ignoré les lois de la médecine
physiologique. Jamais ce puissant moyen de
stimulation n'eût été décrié s'il n'eût été ad-
ministré intempestivement. Dans la goutte et
le rhumatisme surtout, il est d'un grand succès, quand préalablement on a fait cesser les
accidents inflammatoires, et quand on s'est
assuré qu'il n'existe pas d'irritation coïnci-
dente des viscères. Les paralysies, l'épilepsie,

et les différents genres de manie ont dû résister
sans doute à l'électricité, quand ces affections
dépendaient d'une lésion organique du cerveau
ou de la moelle épinière; mais quand elles n'é-
taient qu'accidentelles, on a dû obtenir des
succès inespérés. Si ce moyen n'eût pas été
trop souvent abandonné à l'aveugle routine de
quelques physiciens non médecins, qui assi-
milaient les lois vitales aux phénomènes physiques des corps inertes; je dirai plus, si les
médecins qui l'ont employée avaient été de
bons physiologistes, que d'avantages incontes-
tables n'en eût-on pas tirés! Pour s'en convaincre, il suffit d'apercevoir que l'électricité est
un puissant stimulant des nerfs et des organes
extérieurs, qu'on peut administrer tout en
ménageant les viscères, tout en agissant même
sur eux antiphlogistiquement, lorsqu'on craint
leur sur-excitation. Quelle différence d'une
telle stimulation à celle qui est causée par les
irritants donnés à l'intérieur, à celle des spiri-
tueux, des diffusibles, des toniques, qui ne sont
efficaces qu'autant qu'ils sont introduits dans
les organes gastriques! quelle différence, dis-je,
dans les cas où les viscères demandent à être
ménagés, en même temps qu'il faudrait donner
de l'énergie aux organes qui les entourent!...

Acupuncture simple.

L'acupuncture est une opération connue et pratiquée de temps immémorial par les Chinois, les habitants de la Corée et les Japonais. Les prodiges que ces peuples attribuent à ce moyen peuvent bien tenir quelque chose, il est vrai, de leur imagination orientale et de leur amour pour le merveilleux, et c'est bien là peut-être aussi ce qui a empêché jusqu'ici les nations de l'Europe d'y prêter attention, quoique ce procédé leur fût indiqué déjà par Kempfer (1), par Then Rhyne, et que Dujardin, en France, et Cleyer eussent traité depuis long-temps cette matière ; mais la persévérance que mettent des peuples aussi policés et aussi instruits que le sont les Chinois et les Japonais, à employer depuis nombre de siècles cette opération à la presque exclusion de tous les autres moyens thérapeutiques, si l'on en excepte le moxa, prouve qu'elle doit être cependant de quelque importance, et qu'elle mérite de fixer l'attention des médecins.

---

(1) Voyez Kempfer, Supplément 3 et 4 de l'*Histoire du Japon.*

Les Japonais regardent l'acupuncture et le moxa comme des agents si supérieurs, qu'ils n'hésitent pas à les employer lors même que tout autre remède a été inefficace : cependant ils connaissent l'usage des vomitifs, des purgatifs, des sudorifiques, des saignées, qui sont les moyens héroïques employés parmi nous. On peut s'en convaincre en lisant le Traité qui concerne leur médecine, et que j'insère à la fin de cet ouvrage ; mais ils ont tant d'amour et d'exaltation pour l'acupuncture et le moxa, qu'un grand nombre de leurs médecins négligent même toute autre indication thérapeutique, pour ne s'attacher qu'à ce qu'ils regardent comme positif et essentiel... l'application du moxa et la pratique de l'acupuncture.

Déjà l'usage du moxa s'est introduit parmi nos praticiens d'Europe, et plusieurs en ont célébré les bons effets, quoique peu d'entre eux connussent encore la véritable manière de l'employer. (Voyez ci-après le chapitre concernant la préparation et l'emploi du moxa japonais.)

L'acupuncture consiste à enfoncer une aiguille très effilée à travers les parties souffrantes de notre corps.

Ces aiguilles, ordinairement d'or ou d'ar-

gent, ont communément trois pouces de longueur sans y comprendre le manche, qui lui-
même a un pouce environ.

Elles sont renfermées dans un étui que les
Japonais nomment *santok*.

Autrefois ils se servaient d'un petit maillet
avec lequel ils frappaient à très petits coups
sur le manche de l'aiguille jusqu'à ce qu'elle
fût parvenue à la profondeur désirée ; mais
ils ont depuis renoncé à ce mode d'opération, qui est douloureux, parceque l'aiguille
entre en quelque sorte de force, malgré la
précaution qu'ils y mettaient. Aujourd'hui ils
se contentent, lorsqu'ils ont déterminé le lieu
de l'opération, de placer perpendiculairement
un petit tube ou conduit, dans lequel ils introduisent l'aiguille ; ils frappent ensuite avec
l'index et à petits coups sur le bout du manche qui la surmonte, jusqu'à ce qu'elle ait traversé la peau, puis ils retirent le petit conduit
et continuent de frapper du bout de l'index
jusqu'à ce que l'aiguille soit parvenue à la profondeur désirée.

D'autres pincent la peau à l'endroit désigné,
entre l'index et le pouce d'une main, tandis
que de l'autre main ils introduisent l'aiguille
de la manière que je viens de dire, et ce pro-

cédé me paraît préférable, car j'ai remarqué
qu'alors on engourdit la peau en la pressant,
et d'ailleurs on la tend de manière que l'instrument entre plus aisément et qu'on ne ressent
pour ainsi dire aucune douleur. Quelques uns
commencent par enfoncer l'aiguille en la roulant entre l'index et le pouce ; et cette manière
est encore bonne, en ce que l'instrument entre
sans qu'on soit obligé d'employer la plus légère
pression, et ne peut par conséquent occa-
sioner de douleur ; il pénètre en quelque sorte
en écartant les fibres plutôt qu'en les divisant.
On est étonné de la facilité avec laquelle ces
aiguilles cheminent ; mais l'étonnement n'a pas
lieu pour les chirurgiens qui ont été consultés
pour des cas où des aiguilles avaient pénétré
dans les chairs, et s'y étaient perdues ; ils savent avec quelle rapidité ces petits instruments
cheminent. On a vu des milliers d'aiguilles ou
d'épingles passer à travers les muscles, le tissu
cellulaire et d'autres tissus. On peut consulter à ce sujet les observations rapportées par
M. Sylvi (*Mémoires de la Société médicale d'é-
mulation*, 5ᵉ année, page 181); par M. Villars,
professeur de la faculté de Strasbourg, qui,
en 1798, fit l'extraction à travers la peau d'un
grand nombre d'aiguilles et d'épingles qu'une

demoiselle, dans un accès de délire, avait ava-
lées; par M. le docteur Kéraudren, qui a vu
une femme tenant un étui à la main dont les
aiguilles furent lancées avec force vers le sein,
dans lequel elles s'implantèrent; celles qui ne
purent être retirées à l'instant passèrent au-
delà et dans différentes directions; elles vin-
rent enfin se présenter dans d'autres régions de
la peau, après avoir plus ou moins long-temps
cheminé dans les parties molles (*Bulletin des
sciences médicales*, 1810). On trouve plusieurs
observations de ce genre dans les *Éphémérides
des curieux de la nature.*

Les Japonais laissent l'aiguille plus ou moins
long-temps en contact avec les parties souffrantes, quelquefois ils l'enfoncent rapidement
et la retirent de même ; d'autres fois, après
l'avoir retirée subitement, ils l'enfoncent de
nouveau dans la même piqûre, et répètent
cette opération ainsi plusieurs fois, soit à la
même profondeur, soit en gagnant chaque fois
de quelques lignes (1). Quand ils pratiquent
l'opération sur l'abdomen, ils suivent les mou-

_____

(1) Voyez le Traité concernant la médecine des Japonais, à la fin de cet ouvrage.

vements de la respiration en pressant moins
sur la peau lors de l'inspiration, et en retirant
un peu l'aiguille lors de l'expiration.

Ils dirigent aussi l'aiguille, soit obliquement
en la couchant, pour aller en quelque sorte parallèlement aux téguments, soit perpendiculairement, et ils préfèrent ordinairement cette
dernière méthode. La profondeur à laquelle
ces aiguilles sont portées est communément de
deux à vingt lignes, rarement au-delà.

Il ne faut pas imaginer que les Japonais, qui
mettent le plus de dextérité à faire cette opération, l'exécutent sans prendre de grandes précautions : ils évitent le trajet des troncs nerveux, des artères et des veines. Jamais ils ne
pratiquent l'acupuncture pendant le travail
de la digestion ; lors des grandes fatigues,
ni quand on est à jeun. Ils évitent aussi d'o-
pérer pendant les fortes transpirations, dans
la colère, et dans les affections tristes. (Voyez
le Traité ci-après.)

Les médecins de ces contrées regardent l'a-
cupuncture comme une opération qui exige la
plus grande circonspection, et pensent que les
plus graves accidents peuvent résulter de ce
moyen appliqué mal à propos. Ils s'engagent
par serment à n'opérer d'eux-mêmes que lors-

qu'ils sont experts (voyez *ibid.*) et lorsqu'ils
en ont reçu l'autorisation de ceux sous les aus-
pices desquels ils se sont formés. Cette autorisation n'est guère accordée qu'après cinq ou
six ans d'une application assidue, et cela se
conçoit facilement chez des nations qui possè-
dent aussi peu de connaissances anatomiques,
et dont la physiologie est enveloppée [des
prestiges qu'une imagination superstitieuse et
amante du merveilleux se plait à créer sans
cesse.

Comme l'électricité, l'acupuncture a été
employée pour un grand nombre de maladies :
les Chinois et les Japonais, par exemple, l'appliquent à tout ; mais il est bien avéré que c'est
dans les affections douloureuses et *non inflammatoires* qu'elle a le mieux réussi. Les douleurs
rhumatismales et la goutte ont été soulagées
d'une manière très marquée par son moyen;
les coliques violentes sont guéries par cette
opération très promptement et comme par enchantement. Les Chinois arrêtent par son
moyen les vomissements, les diarrhées, gué-
rissent les convulsions et prétendent traiter
efficacement la paralysie, l'hystérie, la syncope et toutes les affections nerveuses.

Ils ne craignent même pas d'employer cette

opération pour combattre l'irritation inflammatoire des viscères : la céphalite, les gastro-entérites, la pneumonie, sont également attaquées par eux ; mais en les observant de près , on voit que dans ces affections leur marche ne conserve pas la même assurance, et s'ils obtiennent quelques succès, ils le doivent peut-être autant à la nature qu'aux moyens qu'ils emploient. Leur méthode est plus certaine dans les affections chroniques, et surtout dans celles des organes qui sont extérieurs à la charpente osseuse. Cependant l'expérience prouve que, mieux que l'électricité toute seule, l'acupuncture agit dans les affections profondes , et je puis en parler sciemment, ayant eu l'occasion de l'employer assez fréquemment depuis plus de neuf ans que je m'en occupe (1).

Électricité et acupuncture réunies.

L'électro-puncture est le nouveau procédé que j'emploie, et dont j'ai si fort à m'applaudir pour les succès que j'en obtiens dans le trai-

---

(1) Je citerai l'emploi que j'en ai fait sur mon cataleptique de Montaigu, en 1815. Afin qu'on ne m'accuse pas de plagiat, voyez *Bulletins de la société médicale d'émulation* , 1816.

2

tement des rhumatismes, de la goutte et de
beaucoup d'affections nerveuses, celui-là je ne
le dois à personne, seul j'ai imaginé de l'employer; il n'a de commun avec l'acupuncture
des Japonais que l'usage des aiguilles. Mais
c'est, en effet, le fluide électrique dont je pro-
voque la détonation sur l'aiguille qui lui sert
de conducteur, qui constitue mon moyen curatif. La pointe de l'aiguille que j'enfonce jusque dans le tissu affecté est mise en contact
immédiat d'une part avec les fibres musculaires ou fibreuses que je veux modifier, tandis que de l'autre le manche et le bouton qui ter-
minent l'instrument communiquent avec l'excitateur ou le conducteur isolé de la machine.
Au moment où j'opère la décharge électrique
sur le bouton qui surmonte mon aiguille, la
secousse se transmet instantanément à toutes
les ramifications ou aux filets nerveux qui se
distribuent dans le muscle ou dans le tissu
fibreux que la pointe de mon aiguille a pénétré; j'en acquiers la certitude par la contraction de tout le muscle à la moindre étincelle,
et par la sensation seulement dans les parties
non musculaires, ou dont les contractions sont
empêchées par les aponévroses qui les enve-
loppent. Si, après avoir retiré mon aiguille , je

répète l'expérience au moyen d'une tige métallique qui ne traverse pas la peau pour atteindre directement les fibres musculaires, mais
seulement est mise en contact immédiat avec
la partie cutanée que l'aiguille avait traversée,
la contraction musculaire ne se reproduit pas,
et on n'éprouve point d'autre sensation que celle
de l'étincelle qui vient mécaniquement frapper
la peau; il faudrait, pour opérer la contraction
du muscle à travers les téguments, qu'on ac-
cumulât le fluide électrique en grande quantité
au moyen de l'électromètre de Lane, et encore
la commotion ne serait pas uniquement exer-
cée sur le muscle et dans la partie souffrante,
comme dans le cas où l'aiguille pénètre ces
tissus; elle serait partagée par les tissus environnants. De plus, la sensation serait obtuse,
tandis qu'elle est distincte, tandis qu'on dis-
cerne le contact immédiat, l'ébranlement direct des filets nerveux qui ressentent la douleur.

Cela ne semblerait-il pas nous découvrir une
grande vérité, savoir que le fluide électrique ne
traverse pas nos organes au moment de la commotion ou du départ de l'étincelle vers la surface de la peau, mais que la commotion ou le
choc de l'étincelle sont seuls transmis. Je ferai

2.

observer que je ne prétends pas que le fluide électrique lui-même ne puisse être introduit dans l'intérieur des corps, et ne puisse les traverser, l'évidence déposerait contre moi ; mais je ne parle ici que de la commotion , du choc des étincelles et de toutes les effluves électriques dirigées brusquement vers la surface de nos corps. Déjà les physiciens avaient remarqué que le fluide électrique parcourt principalement la surface des métaux, et que les conducteurs creux et à grande surface transmettent plus d'électricité que ceux qui, dans une moindre étendue, contiennent plus de matière. Si cela est ainsi, il ne serait pas étonnant que l'électricité eût produit souvent peu d'effet dans les affections profondes pour lesquelles elle a été employée comme moyen curatif, et notamment dans les paralysies, dont la cause est plutôt dans les centres nerveux que dans les organes voisins de la périphérie , organes dont les filets nerveux sont dans ce cas en grande partie privés de l'action vitale.

Si toutes les affections intra-cutanées qui ont reçu jusqu'ici du soulagement de l'électricité, ne l'ont obtenu que par un choc communiqué de l'extérieur à l'intérieur, et non parceque le fluide a pénétré et *commotionné* directement les filets nerveux qu'on voulait modifier, n'est-il pas évident dès lors qu'on aura bien moins agi encore que dans le contact immédiat du fluide avec ces mêmes filets?

Comme nous ne sommes plus dans le siècle des conjectures en médecine, et qu'on ne peut plus procéder qu'en partant rigoureusement des faits, je vais établir ma proposition d'une manière solide par quelques remarques.

I. Si l'on se proposait seulement l'introduction du fluide électrique pour guérir les affections rhumatismales, la goutte, les névroses, et pour dissiper les tuméfactions, etc., il suffirait de l'électrisation par bain, de la saturation du corps par le fluide électrique, pour atteindre le but désiré; mais l'expérience a démontré que cela ne suffit pas.

II. Les praticiens ayant reconnu l'insuffisance de l'électrisation par bain, ne traitent plus ces affections que par le choc des étincelles, ou celui des commotions, et quelquefois par la sensation que produisent les aigrettes, par celle de la friction, etc.; mais c'est toujours ici une sensation ou un ébranlement qu'ils provoquent, et non la simple introduction ou la soustraction du fluide électrique; et rigoureusement parlant, c'est seulement lors-

qu'il y a sensation ou vibration, qu'ils gué-
rissent.

III. La question qui reste à examiner est
celle-ci : Le fluide électrique s'introduit-il
brusquement dans l'économie par les chocs
dont il frappe nos organes, soit sous forme
d'étincelles, soit par des commotions ? Il faudrait, pour résoudre cette question affirmati-
vement, que ces chocs et ces commotions ne
pussent avoir lieu sur nos tissus que lorsque
l'excitateur est isolé et en contact avec les conducteurs de la machine, c'est-à-dire lorsqu'ils
conduisent vers nos organes le fluide électrique, et qu'au contraire ces chocs n'affectassent
que l'excitateur lorsqu'on dit que celui-ci soutire l'électricité, c'est-à-dire lorsque le patient,
isolé et en communication avec la machine,
se sature de fluide électrique, tandis que l'excitateur, en communication avec le sol, reçoit
la décharge du fluide qui s'échappe du corps
isolé. Or, nous observons que, soit que l'excitateur transmette, soit qu'il soutire le fluide
électrique, les chocs ont toujours lieu : con-
séquemment on peut conclure que le choc
n'est pas nécessaire pour que l'électricité s'introduise dans nos corps, et cependant c'est
par le choc que les guérisons s'obtiennent.

Je n'ai parlé ainsi que pour détruire la croyance routinière, maintenant je vais m'exprimer plus scientifiquement.

IV. On ne soutire ni on ne transmet pas l'électricité au moyen du choc des étincelles ni des commotions. L'électricité vitrée d'une part, et l'électricité résineuse de l'autre, tendent à se mettre en équilibre, et c'est le départ de l'une sur l'autre, lorsque deux corps chargés différemment tendent à se mettre en contact, qui occasione l'éclat de l'étincelle et la percussion de la commotion. Le bruit de l'étincelle est dû au déplacement subit de l'air. Le départ de l'une et l'autre électricité, agissant en sens contraire, frappe de part et d'autre les surfaces qui tendent à s'approcher, et si au lieu d'un excitateur une personne non isolée approche une partie de son corps du corps de celle qui est isolée, l'une et l'autre personne reçoivent également le choc et ressentent la percussion dans la partie qu'elles allaient mettre en contact.

V. Si l'on approche d'une personne isolée le bouton d'une tige qui traverse un tube de verre, laquelle tige est en communication avec le sol, au moment du départ des deux électricités et de la production de l'étincelle, le choc se fait très faiblement ressentir dans la main qui tient le tube de verre, et avec de l'attention on sent distinctement la commotion se transmettre aux cordons nerveux de l'avant-bras. Cependant la main est isolée de la tige métallique au moyen du tube de verre, et n'a pu être pénétrée par l'électricité : c'est donc ici manifestement le choc seul qui se transmet.

VI. Il n'est nullement nécessaire que le fluide électrique s'introduise et parcoure le trajet d'un cordon nerveux, pour que la commotion se fasse ressentir et se propage le long de ce cordon. Le simple contact de l'un de ses filets suffit pour produire cet effet. On sait que lorsqu'un corps heurte brusquement la portion du nerf cubital qui se trouve près de la peau du coude, la commotion se fait ressentir tout le long de ce nerf, et même dans ses branches qui se distribuent aux doigts, et cependant il n'est point là de fluide introduit.

VII. Enfin l'électro-puncture, comparée à la percussion électrique externe, et à l'électrisation par bain, prouve : 1° que le fluide électrique peut s'introduire en grande quantité dans nos corps sans choc ni commotion, et qu'alors il ne suffit pas pour guérir; 2° que les chocs déterminés à la surface cutanée peuvent se transmettre à travers son tissu et être ressentis

par les cordons nerveux au moyen de l'électromètre de Lane ou de la bouteille de Leyde, ou
même par les fortes étincelles, et dans ce cas
l'électricité a été employée avec succès au traitement des maladies, mais les cures se sont
opérées avec beaucoup de lenteur; 3° que le
fluide électrique conduit dans l'intérieur de nos
tissus, et mis en contact immédiat avec les filets
ou radicules nerveuses de celui de ces tissus qui
est douloureusement affecté, occasione au moment de la décharge électrique, un ébranlement qui se propage à tout l'organe souffrant;
cet ébranlement qui dénature la douleur, et
qui est ressenti d'une manière directe, est beaucoup plus avantageusement appliqué à la cure
de la goutte, des rhumatismes et des affections
nerveuses, que les chocs imprimés à travers la
peau, et on conçoit que si on devait retirer
quelque avantage de l'introduction des aiguilles
toutes seules, on en retirera infiniment plus en
joignant à l'acupuncture, les bons effets qu'on
obtient de l'électricité.

Ces remarques suffisent pour convaincre de
la prépondérance que doit avoir d'une part le
choc électrique, sur l'électrisation sans secousses, et d'autre part le choc immédiat et
direct imprimé intérieurement aux organes

souffrants, sur le choc externe communiqué à travers la peau. Elles doivent convaincre aussi des avantages que peut avoir l'électro-puncture sur l'acupuncture simple : ainsi je ne les étendrai pas plus loin.

Quant à l'agent, qu'importe sa nature, pourvu que les résultats soient constatés ; il n'y aurait pas de danger à se tromper ici sur la nature et le mode d'action de l'électricité, il s'agit seulement des effets qu'elle produit et des bienfaits qu'on peut en attendre.

Je ferai aussi une seule observation sur l'introduction des aiguilles dans nos organes : c'est en vain qu'on leur attribuerait une vertu magnétique par laquelle elles opéreraient ; il faudrait pour cela qu'elles fussent au moins préférablement d'acier, et nous voyons que les Japonais, qui citent tant de merveilles de ce moyen, emploient exclusivement des aiguilles d'or ou d'argent. Le fluide galvanique qu'on prétendrait soutirer à l'aide de ces aiguilles est un effet naturel du contact d'un métal avec un filet nerveux : les physiciens savent même qu'il suffit du contact de deux nerfs pour produire cet effet. Ainsi, laissant à part ce qu'il paraît y avoir de merveilleux dans ce moyen, nous le comparerons à l'électro-puncture, et nous établirons en principe que l'acupuncture et l'électricité réunies, produiront plus d'effet que l'un de ces moyens isolés, et l'expérience ne nous démentira pas.

Nul que je sache ne s'est encore avisé d'introduire l'électricité à travers nos organes dans l'intérieur du corps. Les succès que je savais que les Japonais obtenaient au moyen de l'acupuncture, quelques succès aussi que j'en ai obtenus moi-même, et les avantages que d'autre part j'ai retirés de l'administration de l'électricité, m'en ont suggéré l'idée : c'est de là qu'est née l'électro-puncture, dont les succès ont outre-passé mon attente.

Lors du traitement de mon cataleptique de Montaigu, il y a neuf ans (1815), j'avais déja eu la pensée d'allier l'administration de l'électricité avec le traitement par l'acupuncture. (Voyez *Bulletins de la soc. méd. d'émulation*, 1816.) Il est certain que si alors j'eusse eu à ma disposition, dans mon hôpital, une machine électrique, l'idée de faire pénétrer le fluide au moyen des aiguilles, dans les muscles mêmes que je cherchais à exciter, me fût venue, et les commotions que j'y eusse produites, et que sur un tel individu j'eusse pu graduer sans crainte, auraient probablement ébranlé tellement le système nerveux, que mes efforts eussent été couronnés d'un prompt succès, et qu'au lieu de tenter inutilement pendant sept mois l'action des stimulants les plus énergiques, j'eusse en peu d'heures peut-être obtenu par une détente générale, la récompense de mes soins et de mes laborieux travaux.

Mon procédé opératoire est peu douloureux; une très légère sensation aiguë se manifeste au moment où l'aiguille traverse la partie nervoso-vasculaire de la peau; j'évite soigneusement les troncs nerveux, les artères ou les grosses veines : les légers accidents douloureux qui pourraient survenir, se calment aussitôt que l'aiguille a été introduite à quelques lignes de profondeur.

Je me sers de trois sortes d'aiguilles ou poinçons. Elles sont exclusivement d'or ou d'argent comme celles des Japonais. La première (voy. planche 1re, fig. 3) est composée d'un aiguillon *a* d'un pouce de long, très effilé, surmonté d'un œil ou anneau rond *b*, assez grand pour recevoir des fils d'or de différentes dimensions, ou un crochet de fil de laiton, à volonté : supérieurement cet œil est terminé par une petite tige cylindrique, légèrement boutonnée, *c*, qui est destinée à entrer dans un

manche de cristal (fig. 4) lequel porte à son
extrémité une virole *d*, que traverse une vis de
pression *e*, propre à serrer la tige de l'aiguille.
Cette vis de pression est terminée par un anneau, pour pourvoir à volonté y fixer le fil d'or
ou y décharger l'excitateur; la partie du manche de cristal qui avoisine la virole est faite en
spirale, afin de rouler plus facilement ce manche entre les doigts, lors de l'introduction de
l'aiguille : ce manche est fait préférablement
en cristal, pour pouvoir dans quelques cas être
tenu par une personne placée hors de l'appareil isolé, et qui ne devrait pas être en communication avec l'aiguille ni avec le patient. Ces
petites aiguilles ou petits poinçons, sont employés lorsqu'on veut ne pénétrer qu'à une
médiocre profondeur dans la couche musculaire ou fibreuse sous-cutanée; mais lorsqu'il
s'agit d'aller plus avant, il faut employer des
aiguilles plus longues. Je me sers dans ce cas
d'un poinçon (fig. a) dont l'aiguillon est
long de deux ponces *f*, surmonté, comme le
précédent, d'un anneau *g*, auquel on peut
ajouter supérieurement une boule *h*, propre à
recevoir une décharge d'étincelles plus fortes,
et enfin terminé par une tige cylindrique *i* destinée à entrer comme celle de l'aiguille pré--

cédente dans la virole du manche de cristal (fig. 4). Lorsqu'on a beaucoup enfoncé ces aiguilles, et qu'on veut les laisser pendant un certain temps en contact avec les tissus dans lesquels on les a introduites, on peut, en dévissant la vis de pression, retirer le manche de cristal et mettre l'œil ou anneau de l'aiguille en communication avec la machine au moyen d'un fil d'or ou d'un conducteur de laiton.

J'emploie encore une troisième sorte d'aiguille (fig. 5), surtout lorsque je veux cheminer obliquement sous la peau, et que j'ai besoin de faire parcourir à l'aiguillon un plus grand trajet. Cet aiguillon est communément de trois pouces *l*. Il est surmonté, comme le sont les autres aiguilles, d'un anneau *m* qui sert à fixer le fil d'or ou le laiton que je mets en communication avec l'un des principaux conducteurs de la machine électrique : cet anneau est terminé par une forte tige en même matière *n*, cylindrique, tournée en spirale, ou en forme de pas de vis afin d'être mieux roulée entre les doigts ; cette tige est longue d'un pouce, son extrémité supérieure forme une boule un peu forte *o*, sur laquelle s'opère la décharge du fluide.

Lorsque j'ai à opérer un malade, après m'être

fait détailler la nature de ses souffrances, je le
fais placer sur l'isoloir, dans un fauteuil dont
les différentes parties se démontent, et se prêtent à laisser agir sans gêne sur les régions où
je me propose d'opérer. J'examine alors attentivement la partie affectée, je détermine les
limites de la souffrance, je me rends compte
de l'organe qu'il convient d'attaquer, je saisis
de la main gauche la peau du lieu que je me
détermine à opérer, je lui fais faire un pli en la
pinçant entre le doigt médius et le pouce,
pour faciliter l'introduction de mon aiguille,
et je place au-dessus de ce pli un tube de verre
(fig. 5) d'une longueur déterminée(1); je fixe ce

---

(1) Les tubes de verre ayant une longueur détermi-
née, servent à faire apprécier la profondeur à laquelle
l'aiguille a dû pénétrer par celle de l'aiguillon qui dé-
passe le tube lorsqu'on les compare; ils servent encore à
maintenir l'aiguille dans la même direction lorsqu'on la
roule entre les doigts; ils servent à maintenir l'aiguille
en place, sans être obligé de la toucher, lorsqu'on a
cessé de la mouvoir : sa matière sert à isoler le support
et à empêcher sa communication avec l'aiguille ou la
partie malade, et enfin sa transparence laisse apercevoir
s'il sort ou non du sang de leur piqûre : ainsi l'on voit
que ces conduits sont d'une grande utilité.

tube avec l'indicateur de la même main qui
pince la peau, et de l'autre je saisis l'espèce
d'aiguille que je juge convenable d'employer;
je l'insinue dans le tube qui me sert de conduit
et de guide, et, arrivé à la peau, je fais pénétrer l'aiguillon en roulant le manche de
l'aiguille entre mes doigts, et en pressant très
légèrement : lorsque je juge que la pointe a
traversé la peau, je déforme mon pli avec
précaution, en continuant à maintenir le tube
de verre, et alors la peau se trouvant accolée
sur les muscles ou les tissus fibreux sous-ja-
cents, je continue à rouler mon aiguille et à la
faire pénétrer, en m'arrêtant de temps à autre
pour demander au patient s'il éprouve quelque
douleur. Quand je crois avoir pénétré dans le
tissu affecté, je cesse de faire cheminer l'aiguille, je donne à tenir le tube de verre au
patient, ou je le fais tenir par un aide attentif,
soit immédiatement, soit au moyen d'un
manche qui y serait mastiqué, surtout si je ne
pense pas que l'isolement soit assez complet ;
après quoi je mets l'aiguille en communication avec l'un des conducteurs de la machine
électrique, au moyen d'un fil d'or que j'insinue
dans l'œil ou l'anneau de l'aiguille, ou au moyen
d'un laiton, dont la grosseur est calculée sur

la quantité d'électricité que je veux accumuler.

L'aiguille ayant pénétré dans le tissu affecté, et étant par conséquent en contact immédiat avec les radicules nerveuses qui font éprouver la douleur ; étant d'autre part en communication avec la machine électrique au moyen du fil d'or ou de laiton qui va s'attacher à l'un des conducteurs, je fais mettre le plateau en mouvement, et le fluide électrique, lancé sur les conducteurs, est aussitôt transmis jusqu'à la pointe de l'aiguille. Alors j'approche du bouton qui termine supérieurement l'aiguille, le bouton d'un excitateur en communication avec le sol au moyen d'une chaîne, mais dont je m'isole en tenant cet excitateur par un tube ou un manche de verre, pour ne pas partager les commotions. Au même instant où l'étincelle part d'un bouton pour se porter vers l'autre, le choc se communique de la pointe de l'aiguille à toutes les radicules nerveuses de la partie qu'elle touche.

Quand, au lieu d'un excitateur boutonné, je me sers d'un excitateur à pointes, alors je fais passer des aigrettes sur le bouton de l'aiguille, et le malade ressent un picotement assez aigu dans le tissu que pénètre la pointe de l'aiguille;

3

souvent ce sont de petits chocs très sentis, qui
ébranlent toute la partie touchée. Les grosses
boules de métal, en se déchargeant sur le bouton de l'aiguille, donnent des commotions très
fortes, qui ébranlent vivement les muscles ou
les tissus fibreux. L'électromètre de Lane,
gradué à une très faible décharge, donne de
fortes commotions qui retentissent au loin,
et semblent perforer les organes, surtout quand
on présente l'un des excitateurs au bouton qui
surmonte l'aiguille, et l'autre au côté opposé
de la partie traversée par la pointe de l'aiguille.
Je n'ai pas osé encore expérimenter la décharge
de la bouteille de Leyde sur une aiguille ainsi
introduite, j'ai craint les effets d'une aussi
forte détonation dans l'intérieur de nos organes; mais il est possible que dans la paralysie on puisse en retirer de très grands avantages.
Je ne sais pas jusqu'à quel point la commotion
communiquée ainsi par une pointe d'aiguille à
la moelle épinière pourrait être utile; mais je
pense qu'il serait extrêmement téméraire de la
tenter. Je me propose de faire quelques expériences à ce sujet sur les animaux vivants, n'o-
sant pas les entreprendre sur l'homme; je ferai
connaître ultérieurement les résultats que je
pourrai obtenir, en multipliant une foule d'ex

périences de cette nature, que je me propose de faire bientôt.

Malgré cette suite de commotions imprimées à l'intérieur de nos parties, et l'effroi que semblerait devoir causer une aiguille qu'on introduit ainsi à une certaine profondeur, on peut réitérer l'assurance que le procédé opératoire est peu douloureux, et le succès est si prompt que les accidents se calment aussitôt que quelques étincelles ont été tirées de l'aiguille, qui elle-même a pénétré sans que le malade en ait éprouvé une bien vive impression (1).

Quelquefois aussi la douleur que l'on combat n'est que déplacée par une première introduction de l'instrument; on la poursuit alors en recommençant, et en tirant à chaque fois une trentaine ou une quarantaine d'étincelles, ou en donnant huit à dix commotions. Il est rare qu'on atteigne la cinquième ou sixième opération sans un soulagement complet. L'aiguille doit rester en contact au moins cinq à dix minutes chaque fois.

---

(1) Il m'arrive souvent d'introduire l'aiguille rapidement, et de l'enfoncer tout d'un coup à une assez grande profondeur, sans que le patient en ressente une vive douleur.

3.

Il est peu de moyens qui jouissent d'une activité aussi prompte que l'électro-puncture dans les affections nerveuses simples et dans les accès de goutte et de rhumatismes récents. Ceux qui sont plus anciens demandent aussi un peu plus de temps; mais, en poursuivant sans relâche la douleur, on est sûr enfin de la dénaturer. Quand plusieurs muscles sont atteints, il faut les opérer l'un après l'autre.

J'ai dit que les plus légères détonations sur l'aiguille introduite dans nos tissus occasionent une sensation de vibration dans toute la partie souffrante. Si cette partie est un muscle, on le sent, et même on le voit se contracter à travers la peau. Les fortes décharges lui impriment une espèce de convulsion, et c'est dans ces secousses subites que les nerfs d'une partie souffrante se trouvent modifiés, et qu'on dénature la douleur. Aujourd'hui tous les médecins sont d'accord, et savent que la goutte et le rhumatisme ne sont pas dus à une humeur qu'il faut forcer à déloger; cette croyance est reléguée désormais chez le peuple ignorant. Nos travaux modernes nous ont appris à quoi nous en tenir sur ce point; et l'irritation d'un tissu musculaire ou nerveux, soit par l'action du froid, soit par les excès gastriques, soit par

l'exercice immodéré des parties génitales, etc.,
en est l'unique cause; cette irritation, qui se
fixe ou parcourt d'une manière ambulante et
vague les muscles ou les tissus fibreux des
articulations, paraît résider spécialement dans
le système nerveux de ces tissus. Toutes les
fois que l'inflammation se joint à l'irritation
nerveuse, nous voyons les antiphlogistiques,
et notamment les sangsues, les cataplasmes,
les fomentations, les bains, la diète, les cal-
mants, réussir; mais, quand l'inflammation
n'existe pas, on n'a le plus souvent réussi à
déplacer le mal qu'à l'aide des violents révul-
sifs, tels que la moutarde, les frictions, les
vapeurs, les moxas, les vésicatoires, les forts
purgatifs, le cataplasme de Pradier, etc... et
tous les excitants fondés sur le même principe.
Je le demande aux praticiens éclairés et aux
physiologistes désintéressés, comment ces
moyens agissent-ils? ils opèrent évidemment
comme perturbateurs; ils impriment d'autres
sensations, d'autres stimulations, qui, en se
communiquant au système nerveux de la partie
affectée, agissent en changeant le mode d'irritation, en détruisant la souffrance contractée!..
Mais tous ces moyens, violents en eux-mêmes,
fatiguent les malades par une alternative de

stimulations et de douleurs ; les forces s'épui-
sent sous ces puissances qui se combattent ;
trop souvent la sensibilité des viscères s'exalte,
et c'est à leurs dépens qu'on obtient le calme
des parties externes : de là suivent ces gastro-entérites intenses, ces fièvres nerveuses,
ce délire, cette maladie noire, et toute cette
série de symptômes dus à l'affection des viscères, et qu'on caractérise quelquefois par les
dénominations de goutte remontée dans l'estomac, ou de rhumatisme fixé sur la poitrine;
dénomination désormais reléguée chez le vul-
gaire, et que les hommes de l'art évitent d'employer.

En offrant ici un nouveau moyen de combattre l'irritation nerveuse, et de la combattre
directement dans le tissu affecté, sans être
obligé d'avoir recours à cette foule d'agents
douloureux et fatigants, à cette immense série
de tourments physiques, qui font acheter si
cher une guérison incertaine, je n'ai eu en
vue que le soulagement de l'humanité, et le
désir de voir se répandre et se propager une
pratique qui réussit si bien entre mes mains.
Si jusqu'ici j'avais tardé à la faire connaître,
c'est que je voulais avoir une masse imposante
de faits à opposer à la critique, toujours

prompte à assaillir les nouvelles découvertes
par un pyrrhonisme, tantôt envieux, tantôt
méticuleux, ou dicté par des motifs d'intérêt
qui tendent toujours à enrayer le progrès des
lumières; car, en détruisant par des remarques
insidieuses la confiance naissante du public
ou des intéressés, elle encourage peu, il faut
l'avouer, ceux qui seraient disposés à consacrer
leurs veilles aux progrès d'un art qu'ils affec-
tionnent par-dessus tout : l'arme du ridicule,
la crainte d'être taxé de charlatanisme, est
pour le médecin qui aspire à parcourir hono-
rablement sa carrière la tête de Méduse! il
reste pétrifié devant l'essaim des journalistes,
et d'une foule d'écrivains dont l'unique métier
est de ternir tout ce qu'ils approchent.

En justifiant ici mon peu d'empressement,
et en le motivant sur le désir que j'éprouvais
de n'avancer qu'appuyé sur l'expérience, je
veux aussi qu'on ne m'accuse pas d'avoir voulu
faire un secret de mon procédé; et c'est ce qui
m'engage aujourd'hui à publier ce mémoire,
dont l'impression eût été retardée, si je n'avais
eu connaissance que d'autres s'occupent acti-
vement d'acupuncture, et si, ayant parlé de
mes cures, et les ayant effectuées devant beaucoup de personnes, je n'eusse pas craint qu'on

me devançât, et que d'autres s'appropriassent
mon procédé, comme cela m'est déjà arrivé
pour d'autres choses : heureusement, ici,
comme je l'ai déjà dit, la publication de l'ob-
versation de Montaigu m'assure la priorité;
mais j'eusse bien désiré pouvoir attendre da-
vantage, afin de consigner avec mon travail
toutes les observations que j'ai recueillies, et
qui constatent les cures que j'ai faites : parmi
elles, il s'en trouve de très remarquables et de
fort surprenantes, mais aucune n'est en ordre;
je ne m'attendais pas à être obligé d'écrire
précipitamment sur cette matière, dont j'igno-
rais que d'autres s'occupassent (je parle ici de
l'acupuncture seulement), employant au travail de mon cabinet tous mes instants de loisir.

L'électro-puncture est, selon moi, le moyen le
plus propre à traiter les rhumatismes, les affections nerveuses, les accès de goutte, lorsque
les accidents inflammatoires qui les accompa-
gnent quelquefois ont été suffisamment et
convenablement combattus; ce qui demande
encore une méthode bien entendue et un tact
médical réfléchi. On attaque directement le
mal, et on l'attaque pour ainsi dire dans sa
racine; on change le mode d'être, des nerfs
mêmes qui font ressentir la douleur; on force

cette douleur à disparaître sous la puissance des vibrations électriques, et on *commotionne* graduellement et en raison de l'intensité. Comme, dans cette opération, on a sous sa main un agent dont la puissance surmontera toujours l'action nerveuse, et la maîtrisera, quelle que soit sa ténacité, on est toujours sûr d'atteindre le but auquel on se propose d'arriver; celui qui consiste à changer le mode vicieux de sensibilité, et le mode vicieux d'action, pourvu, bien entendu, qu'il n'y ait pas de lésion organique, pourvu aussi qu'il n'existe pas d'inflammation à laquelle les secousses puissent imprimer plus d'intensité. C'est pour cela qu'il est si urgent de combattre celle-ci avant d'employer la méthode perturbatrice.

Ce mémoire-ci ne comportant pas d'observations particulières, mais étant destiné à établir le point de doctrine et à le développer dans des généralités (1), je me bornerai à appuyer encore ici la méthode que je préconise, par des remarques générales, déduites de l'expérience, et dont on appréciera facilement le poids.

----

(1) Je réserve pour un autre Mémoire les applications et les preuves pratiques.

I. Tous les praticiens sont aujourd'hui d'accord sur l'emploi des antiphlogistiques comme moyens plus prompts et plus sûrs qu'aucun autre pour combattre efficacement l'inflammation. Ainsi donc, lorsque ce phénomène compliquera un accès de goutte, de rhumatisme, ou une affection quelconque, c'est toujours aux antiphlogistiques qu'il faudra d'abord recourir, et ce n'est qu'après que les accidents inflammatoires auront été combattus qu'on devra recourir à la méthode perturbatrice.

II. Lorsqu'il n'existe pas d'inflammation (1) on peut, sans aucune crainte, employer la méthode perturbatrice. Tous les anciens, jusqu'à nos jours, agissaient sans crainte par révulsion, et n'hésitaient pas à combattre de grandes douleurs par des douleurs encore plus atroces, mais dont l'action momentanée n'est pas com-

---

(1) J'ai hasardé plusieurs fois de traiter des inflammations très peu étendues par l'électro-puncture, et j'ai souvent réussi à calmer la douleur, et à diminuer consécutivement l'inflammation ; mais ce succès ne m'empêche pas de regarder de pareilles tentatives comme peu sûres, et de conseiller d'avoir recours de préférence à l'emploi éprouvé des antiphlogistiques : aussi n'avais-je fait mes tentatives que sur des personnes dévouées et que j'avais prévenues de mes doutes.

parable à celle moins aiguë, mais continue qu'éprouvent les organes dans certaines affections.

La raison semblerait se refuser à combattre une irritation par des stimulations; c'est pourtant une loi reconnue dans notre organisation, qu'une douleur en combat une autre, et que la plus forte détruit la plus faible : Hippocrate déjà connaissait cette loi, et l'a consignée dans ses Aphorismes (1).

La plupart des moyens thérapeutiques et hygiéniques qu'on a employés jusqu'ici au traitement de la goutte et des rhumatismes ont été tirés des stimulants, dont on avait remarqué l'action efficace sur les parties malades. Ainsi on avait remarqué que la goutte attaque plus rarement les individus obligés à beaucoup d'action et même à la fatigue des articulations et des muscles; que par conséquent les manœuvres en sont rarement atteints : c'est pour cela qu'on ordonne fréquemment l'exercice aux goutteux. On a vu l'extension forcée et des irritations musculaires accidentelles guérir de ces affections fibreuses

---

(1) *Duobus doloribus simul obortis, non in eodem loco, vehementior obscurat alterum.*

et musculaires ; des hommes qui avaient subi la question, ont été pour toujours guéris de la goutte (1). D'autres individus, par une marche forcée, ont arrêté l'accès qui commençait à se faire sentir (2).

On sait qu'on obtient du soulagement et que même on guérit les rhumatismes par les frictions, l'excitement de la transpiration, l'usage des vêtements de flanelle, les liniments irritants, les vapeurs et bains sulfureux. Tous ces moyens sont des stimulants principalement employés à l'extérieur.

III. On emploie aussi quelquefois les excitants à l'intérieur, les sudorifiques, les toniques, les drastiques; mais cette méthode est peu sûre, et pour peu que les organes gastriques soient disposés à contracter l'irritation, pour peu que la stimulation soit trop forte, et que l'individu soit sensible ou irritable, il peut s'établir des mouvements fébriles, se déclarer des nausées, et toutes les sympathies morbides gastro-intestinales peuvent survenir compliquer l'irritation extérieure.

Je terminerai ce Mémoire en consignant

---

(1) Fabricii Hildani *Obs. chir.*, t. I, p. 87.
(2) Grant, *Traité des fièvres*, t. II, p. 227.

quelques préceptes tirés de ma pratique et résultants de mes observations.

I.

Dans la céphalalgie et l'épigastralgie, j'ai retiré les plus grands succès de l'électro-puncture pratiquée à l'épigastre. J'enfonce mon aiguille de deux et trois pouces, mais obliquement, et presque parallèlement à la peau ; je réitère dans divers sens, en *commotionnant*, par étincelles ou par aigrettes, à chaque introduction, une dizaine ou une vingtaine de fois. J'ai réussi ainsi à enlever des douleurs opiniâtres d'estomac, qu'aucun régime, qu'aucune médication n'avait pu diminuer. J'ai aussi calmé de cette manière des migraines atroces et périodiques ; mais j'ai été obligé de réitérer plusieurs fois le même procédé opératoire, ce qui ne m'est pas arrivé dans les migraines accidentelles et non réglées.

En général, dans toutes les affections de l'estomac et de la tête, et dans toutes celles d'un organe quelconque où l'estomac peut être enflammé, j'agis sur l'épigastre. C'est là qu'est le fameux *tyuquan* (1) des Chinois ; c'est là,

---

(1) Voyez le *Traité de la médecine des Japonais*, à la fin de cet ouvrage.

selon eux, selon nous, et selon tous les peuples
observateurs anciens et modernes, qu'est le
centre où se réfléchissent les grandes sympathies.

Je dois cependant ici à la vérité d'observer
que dans les douleurs de tête, le soulagement
est moins marqué que dans celles des autres
viscères : alors je suis obligé d'opérer sur
la nuque; c'est ce qui m'arrive surtout dans les
ophthalmies.

M. Demours, déjà depuis long-temps, avait
obtenu du succès de l'acupuncture simple dans
les maladies des yeux, et, si je m'en souviens
bien, il la pratique à la nuque.

II.

Dans les douleurs fixes qui semblaient perforer la poitrine, j'ai obtenu des succès en opérant par étincelles dans les muscles grands
pectoraux, le trapèze et le long dorsal, et au-
devant du sternum.

III.

Dans l'asthme, les suffocations, les étouffe-
ments, la difficulté de respirer, la toux con-
vulsive, en opérant sur ces mêmes endroits et
sur l'épigastre, j'ai obtenu du soulagement. Il

convient, dans tous ces cas, d'enfoncer l'aiguille obliquement, et de *commotionner* par étincelles, qu'on peut graduer.

IV.

La pleurésie costale, ou point de côté, est très bien combattue en enfonçant l'aiguille perpendiculairement sur le lieu douloureux, et jusque dans les espaces intercostaux, électrisant ensuite par aigrettes ou par étincelles légères avec la pointe mousse. Deux fois je crois, en pareil cas, avoir pénétré jusqu'à la plèvre.

V.

. Dans les coliques violentes, de quelque espèce qu'elles soient, j'enfonce mon aiguille, au-dessus et au-dessous de l'ombilic, perpendiculairement, plus ou moins, et en raison de la graisse que renferme le tissu cellulaire; mais j'arrive toujours jusqu'au péritoine, et je vais souvent au-delà : je ne crois pas cependant pénétrer dans les intestins; en tout cas il n'en résulterait probablement aucun accident. Les Japonais prétendent qu'ils pénètrent toujours dans ces viscères; et je serais assez porté à croire qu'ils arrivent jusqu'à leur membrane musculeuse(1). Rousset, P. Lowe, et Sabatier (*Médecine opér.*, tome I, page 11), ont pratiqué la ponction des intestins sans qu'il se soit déclaré le moindre accident.

J'ai guéri une fois ainsi comme par enchantement la colique dite des peintres. Le malade qui s'était soumis à mon expérience éprouvait une sensation si délicieuse, disait-il, des commotions électriques que je lui administrais, qu'il me suppliait en grâce de continuer toujours, quoiqu'il ne ressentit plus aucune douleur.

Souvent, dans les cas ci-dessus mentionnés, on est obligé, en même temps qu'on opère à proximité de l'ombilic, d'opérer aussi à l'épigastre.

VI.

Dans la néphrite, il faut introduire l'aiguille dans la région lombaire, à travers le muscle sacro-lombaire, et pénétrer avec précaution jusqu'au voisinage de la cavité abdominale :

---

(1) Ils enfoncent communément leurs aiguilles de dix à quinze de leurs lignes dans le ventre; ce qui fait bien environ vingt lignes de notre pied de roi.

l'aiguille, dans cet endroit, peut être enfoncée, chez une personne médiocrement grasse, et d'une stature moyenne, à la profondeur de deux pouces. Il faut la retirer et la replonger à plusieurs reprises, et produire chaque fois une vingtaine d'étincelles, avant d'obtenir du soulagement : on peut être même obligé de transmettre quatre ou cinq commotions avec le *graduateur,* en mettant assez d'intervalle entre chacune d'elles pour laisser reposer le patient et le préparer à un autre choc.

VII.

Les élancements qu'éprouvent les femmes dans la région de la matrice, et les pesanteurs ressenties dans les lombes, la région pelvienne et les cuisses, dans l'affection de l'utérus, sont très bien calmés en portant l'aiguille attentivement de chaque côté de la ligne blanche à travers les muscles droits de l'abdomen, à leur partie inférieure, ayant soin d'éviter les rameaux de l'artère épigastrique et dirigeant chaque piqûre l'une vers l'autre, de manière à ce que si l'on se servait de deux aiguilles, leurs pointes allassent, pour ainsi dire, se toucher après avoir pénétré dans l'abdomen (1). L'aiguille doit être enfoncée avec précaution, et à une profondeur calculée sur la quantité de graisse que renferment les cellules adipeuses de cette région. Chez un sujet de moyenne taille (cinq pieds) et de médiocre embonpoint, on peut faire pénétrer l'aiguille de dix à douze lignes : les étincelles doivent être d'abord ménagées, et on ne doit arriver que graduellement aux commotions électriques, qu'après avoir réitéré plusieurs fois l'opération, et lorsque les douleurs montrent un peu d'opiniâtreté.

VIII.

Pour les douleurs rhumatismales de la tête, j'enfonce l'aiguille à plat, ou en couchant, dans le cuir chevelu, et je pénètre dans les fibres ou l'aponévrose du muscle occipito-frontal; j'électrise alors par aigrettes, au moyen des pointes de bois et avec précaution, pour que les secousses ne soient pas trop ressenties: j'agis ensuite avec les pointes de métal, et

(1) Il paraît que les Japonais ne craignent pas de faire pénétrer l'aiguille jusque dans l'organe utérin. (Voyez ci-après *Traité de l'acupuncture* chez ces peuples.)

enfin avec les boules. On est rarement obligé
d'employer les commotions, et si l'on y était
obligé il faudrait que l'aiguille eût pénétré dans
les portions du muscle où se trouvent les fibres
charnues.

Lorsque le rhumatisme affecte les muscles
du cou et du tronc, je prends moins de précautions; cependant j'ai égard à la sensibilité,
qui est toujours plus grande dans les muscles
qui avoisinent la trachée-artère, dans les pectoraux, dans ceux des parois latérales de la
poitrine et de l'abdomen. Les muscles du dos
et de la partie postérieure du cou sont ceux qui
supportent le mieux les commotions, à quelque degré qu'on les donne. Dans le rhumatisme
vague des muscles thoraciques, la douleur est
parfois tellement vive, qu'il y a grande difficulté
de respirer et de tousser. Lorsque, dans ce cas,
on introduit l'aiguille dans les muscles affectés
et qu'on électrise par étincelles, au bout de
quelques secousses, la faculté de respirer et de
tousser se rétablit, et bientôt la douleur cesse
entièrement.

Les muscles des membres sont bien plus
faciles à modifier que ceux du tronc et de la
tête : ils supportent mieux la commotion; cependant, comme ce sont ces muscles-là qui

sont ordinairement le plus sujets aux affections rhumatismales, et comme ils peuvent avoir atteint un degré de sensibilité extrême, il est prudent de commencer par une électrisation par fourmillement. Je me sers à cet effet d'un excitateur à pointe de bois, avec lequel j'établis un souffle électrique sur le bouton de l'aiguille; et si je veux agir encore plus doucement, j'établis ce courant entre ma pointe de bois, et l'aiguillon ou l'anneau de l'aiguille, sans approcher du bouton qui la surmonte; je gradue avec ménagement la sensation, et j'emploie successivement la pointe acérée de laiton, la pointe mousse, les boutons et les boules. La douleur disparaît, et, chose remarquable, plus elle est aiguë, plus elle disparaît facilement; il est vrai que cela s'explique de cette manière: les rhumatismes les moins douloureux sont les chroniques, mais aussi ce sont les plus tenaces; la sensation qu'ils font éprouver est en quelque sorte plus identifiée avec l'organe, que celle du rhumatisme récent, qui est aussi plus aiguë. C'est dans les parties musculaires enveloppées de fortes aponévroses, comme celles que recourrent le fascia-lata, que les commotions demandent le plus de ménagement, quand la douleur est fort vive, parceque la contraction qui s'opère sous l'empire de l'électricité est très douloureuse, au moins en commençant l'opération.

Le rhumatisme qu'on nomme ordinairement sciatique demande un très grand ménagement (1).

IX.

Les irritations des tissus fibreux, appelées rhumatismes fibreux, rhumatismes articulaires, lumbago, rhumatisme goutteux, goutte, se traitent avec autant de facilité que les irritations musculaires, surtout lorsqu'elles sont récentes, et non compliquées d'inflammation ou d'affection des viscères; mais il faut un bien plus grand nombre de commotions. Souvent la douleur disparait dans le tissu que la pointe de l'aiguille a pénétré, et que l'électricité a modifié; mais elle ne fait que se déplacer, et se porte avec une extrême rapidité sur les tissus environnants, ou vers d'autres parties fibreuses;

---

(1) Dans mes expériences je crois avoir atteint plusieurs fois des filets nerveux assez considérables; la force de la contraction par de très faibles étincelles m'en donne l'assurance, et, contre mon attente, il n'en est résulté aucun accident.

il faut, dans ce cas, la poursuivre sans relâche.
Il m'est arrivé, je dois l'avouer, de traiter de
ces irritations très aiguës, dans les petites articulations, celles des orteils, par exemple,
de les déplacer ou d'engourdir et modifier
tellement la douleur, que je pensais que le
reste de la sensation disparaîtrait après l'opération : mais, quelque temps après, la douleur
reparaissait avec la même intensité; et quand
il m'est arrivé d'avoir affaire à des personnes
qui se découragent facilement, et qui ne veu-
lent pas se soumettre à des tentatives ulté-
rieures, la douleur se calmait le lendemain
ou le surlendemain de l'électro-puncture, et
ensuite devenait de jour en jour plus supportable; mais si j'avais affaire à ces âmes
courageuses et persévérantes, je recommen-
çais l'opération en poursuivant avec opiniâtreté la douleur partout où elle reparaissait, et
mes efforts finissaient par être couronnés d'un
plein succès. J'ai quelque raison de penser
que les irritations qui se sont montrées aussi
rebelles sont aussi moins disposées à se reproduire, quand elles ont été bien combattues
et déracinées : il semble que ce soit une com-
pensation aux peines qu'on s'est données, et à
la souffrance que le patient a dû éprouver pour

soutenir ce combat sans cesse renaissant de l'opération aux prises avec une douleur intolérable.

X.

Les lumbagos attaqués par l'électro-puncture, les douleurs vagues qu'on éprouve entre les épaules, à la suite des grandes fatigues, la plupart des douleurs articulaires non périodiques, cèdent avec plus de facilité et sans retour à ce moyen.

XI.

J'ai employé aussi l'électro-puncture dans les douleurs ressenties à l'occasion d'entorses, de contusions, sans plaie ni écorchure, et elles ont disparu en peu d'instants. Si ensuite je faisais plonger la partie malade dans l'eau très froide, tous les accidents consécutifs avortaient ou diminuaient rapidement.

XII.

Je n'ai pas eu occasion d'employer ce moyen dans les fièvres intermittentes ; mais je présume que si, quelques instants avant l'invasion, on l'appliquait, on diminuerait l'accès et peut-être le ferait-on manquer. Il faudrait répéter

la tentative à plusieurs accès au cas que le premier n'en obtint aucune modification. Je pense
que c'est à l'épigastre que l'opération devrait se
faire.

Dans quelques unes des affections ci-dessus
citées, j'ai pu comparer les effets de l'acupuncture simple avec ceux de l'électro-puncture,
et il ne me reste aucune raison qui m'empêche
d'accorder la prééminence à ce dernier moyen.
Les expériences comparatives que j'ai faites à
ce sujet n'ont pu trouver place dans ce mémoire, mais je me réserve de les faire connaître
quand j'y aurai joint d'autres travaux.

DE LA
PRÉPARATION ET DE L'EMPLOI
DU
MOXA JAPONAIS.

Le *moxa* est un cône ou petit corps pyramidal que les peuples de la Chine et du Japon emploient comme moyen héroïque, pour traiter toutes les maladies qu'ils supposent ne devoir guérir ni par les remèdes administrés intérieurement, ni par l'acupuncture, leur moyen favori dans l'état aigu, ou au début des affections morbides.

Ce qu'il y a de fondamental dans leur doctrine, ils le font reposer sur l'efficacité de l'acupuncture et du moxa ; mais ils pratiquent plus spécialement la première dans les affections aiguës, et surtout les douleurs ou les spasmes, et ils réservent les seconds pour les chroniques : cependant ils emploient aussi ces derniers dès le début des maladies, et principalement lorsqu'ils se proposent d'agir profondément. (Voyez ci-après le *Traité de la médecine des Japonais.*) Tous les secours de la pharmacie et les saignées mêmes ne sont pour eux que des auxiliaires.

Le moxa des Japonais a la figure d'un cône, dont la base n'a pas plus d'un centimètre et demi (six à huit lignes) de diamètre, et dont le sommet n'est distant de la base que d'environ trois centimètres (un pouce) (1); jamais, ou bien rarement, leurs dimensions n'excèdent ces proportions.

La matière que les Japonais, comme les Chinois, emploient à la confection du moxa, est *exclusivement* la substance cotonneuse ou le duvet qu'ils retirent de *l'artemisia vulgaris latifolia*, et qu'ils nomment *jamogi*; ils les font très long-temps sécher à l'ombre, les broient et les épluchent, de manière à en retirer le

---

(1) Les Chinois ont des moxas de diverses formes; ils en ont pour les riches et pour le peuple. Quelques uns ont la figure conique, comme les moxas japonais; d'autres sont en forme de petits bâtons, du volume, de la figure et même de la couleur d'un petit bâton de cannelle, qu'ils coupent en fragments. M. Klaproth m'avait donné quelques uns de ces bâtons; mais je n'ai jamais pu imiter leur préparation dans les diverses tentatives que j'ai faites.

duvet parfaitement dégagé d'épiderme et mollet; ils lient ensuite ces différentes parties entre elles, je ne sais par quel procédé, et ils en forment, à ce qu'il parait, des corps solides ayant la figure de ces trochisques odorants que nous sommes dans l'usage de brûler dans nos appartements. J'ai fait bien des tentatives pour préparer le moxa en petits cônes solides à la manière des Japonais, sans pouvoir y réussir : tous les corps que j'employais à lier ensemble les particules de mon duvet, ou en détruisaient la faculté igniscible, ou l'exaltaient de manière à ne pas pouvoir conserver ce mode uniforme et lent d'ignition qui fait toute la vertu spécifique du moxa. C'est en vain que j'employais divers corps glutineux et résineux avec ou sans addition de nitre, etc. Tous mes trochisques manquaient leur effet, et mes préparations ne valaient pas le duvet employé seul et rapproché par la pression; ce qui me décida à renoncer à toute substance intermédiaire aux molécules de duvet. Considérant que plus ces molécules se toucheraient étroitement, et mieux l'ignition se communiquerait et serait uniforme, je m'attachai donc spécialement à obtenir un duvet parfaitement pur, dégagé de particules hétérogènes. A cet effet,

l'expérience m'a appris que l'*artemisia latifolia,*
recueillie après le coucher du soleil en été, et
séchée lentement à l'ombre, est la plus propre
à subir la préparation. On la suspend librement,
et de manière à n'être rassemblée qu'en très
petits paquets, à des perches, dans un lieu
sec, à l'abri des injures de l'air. Il convient
que les feuilles de cette plante soient ainsi
suspendues pendant plusieurs années avant de
s'en servir, et au moment où on désire les
employer, il faut les faire mettre pendant quelques heures à la cave, pour les faire ramollir;
puis on les pile dans un mortier jusqu'à ce
que tous les fragments d'épiderme et de côtes
ou nervures des feuilles aient été soigneusement enlevées. Cette opération est longue et
ennuyeuse; la préparation est plus prompte si
l'on se sert des petites cardes faites exprès pour
cet objet. Le duvet ainsi préparé est renfermé
dans des boites, et conservé en lieu sec pour
l'usage (1).

_____

(1) Je dois déclarer que nulle part je n'ai réussi à
faire préparer mon moxa avec autant de soin que chez
M. Sallé, pharmacien, rue Saint-Jacques, n° 41; et son
débit fait qu'il peut le fournir à raison de 5o centimes
la boite, contenant du duvet pour environ dix moxas:

Depuis Pouteau on ne faisait usage en France que du moxa confectionné avec le coton; on employait le moyen curatif sans se donner la peine de rechercher le procédé dont se servent les peuples de qui nous le tenons. Les premiers voyageurs qui nous ont rapporté les merveilleuses cures que les Japonais obtenaient à l'aide du moxa ne se sont nullement occupés de nous en décrire la préparation; ils nous ont plutôt présenté le moxa comme de petits corps formés avec une plante cotonneuse, qu'ils ne se sont attachés à en décrire la nature, la confection, et le mode d'opération. On a vaguement parlé d'un duvet qui couvre l'armoise de ces pays; et dans l'impatience que les médecins ont mise à expérimenter un moyen nouveau pour eux, dans l'incertitude où ils étaient sur la nature et la préparation du moxa des Japonais, ils ont pensé

---

c'est à bien meilleur compte qu'on ne pourrait le faire soi-même. Je me plais à indiquer ce pharmacien, en raison de la modicité de son prix, et du soin qu'il met à la préparation. C'est à lui que je suis redevable du mode de préparation au moyen des cardes : ce qui me produit un duvet plus doux et moins brisé; l'ignition en est aussi plus uniforme.

que le coton suffirait et produirait un effet
semblable à celui qu'obtiennent les Chinois et
les Japonais lorsqu'ils font usage de leur
duvet cotonneux ; il en est résulté que le coton
a brûlé, et qu'il a produit une eschare. On
s'en est tenu au coton. Quelques praticiens
éclairés ayant remarqué tout le mal que se
donne l'opérateur, et toute la gêne qu'il éprouve
pour parvenir à faire brûler convenablement
les cylindres de coton, avaient imaginé d'employer diverses autres substances, et de les allier
avec le nitre, le soufre sublimé, l'alcool, etc.
D'autres ont mis leur amour-propre à préparer avec une espèce de luxe des moxas
odorants et de diverses couleurs, ou à s'ingé-
nier à employer les substances les plus com-
munes et qu'ils trouvaient, pour ainsi dire, sous
la main : telles sont des cordes, des étoupes,
des mèches. Leur intention est sans doute
louable ; mais on aurait droit de s'étonner que
ces praticiens eussent connu la manière dont
les Japonais préparent le moxa, et qu'ils
n'aient pas eu la bonne foi de lui donner la
préférence sur tout ce que nous avons imaginé sur cet objet. En effet, les Chinois et les
Japonais comptent une longue expérience
dans l'emploi de leur moxa, et ils n'ont pas varié

à son égard; pourquoi n'auraient-ils pas pré-
féré le coton, l'étoupe, et d'autres substances
igniscibles qu'il leur est plus facile de trouver
sous la main, que l'*artemisia vulgaris*, qui demande tant de soins et de préparations? Un
peuple aussi ancien, aussi observateur que
l'est le peuple chinois, et qui de plus met en
ce moyen le soin de sa conservation, aurait-
il manqué de chercher et de s'arrêter au procédé qui aurait procuré le plus de succès? Que
le simple bon sens prononce, et que l'amour-
propre se taise là où il serait déplacé. Ayons
la bonne foi de nous guider un peu par les
errements de ce peuple, dans une matière que
nous tenons de lui, et dans laquelle nous
sommes encore si neufs et si loin de l'égaler.

Il existe une grande différence entre l'action
de notre moxa et celle du moxa des Japonais.
Chez nous on n'aperçoit que la cautérisation,
et les effets qu'elle produit sont regardés
comme une révulsion. Chez ces peuples loin-
tains on n'explique pas les effets, mais on ob-
serve les cures : tout y est empirique, il est
vrai; mais cet empirisme a quelque chose
d'imposant, quand il s'appuie sur tant de
siècles d'expérience. Notre moxa de coton agit
en imprimant en peu de temps un sentiment

très incommode de chaleur à la portion cutanée sur laquelle il est appliqué ; cette chaleur
acquiert promptement un haut degré d'intensité , et cette intensité dure au moins douze à
quinze minutes ; elle continue jusqu'à ce que
le feu ait atteint la peau , et alors on découvre
une eschare brunâtre ou noirâtre qui se détache en cinq ou six jours , laisse une plaie
profonde qui suppure abondamment, et qui
reste ordinairement long-temps douloureuse ;
la cicatrice qui lui succède est difforme et
garde ordinairement beaucoup de sensibilité.
Il faut ajouter qu'on est dans l'usage, en France,
d'employer des cylindres de coton qui ont ordinairement trois centimètres (un pouce) de diamètre, et au-dessus ; j'en ai vu appliquer de sept
centimètres de diamètre (deux pouces et demi),
qui occasionaient des plaies effrayantes.

Les moxas japonais se distinguent par une
action lente ; ils ont la forme de cône : on les
accole par leur base, sur la peau, par le
moyen que je décrirai ci-après, et , lorsque
leur pointe est allumée , ils transmettent d'a-
bord au tissu cutané une sensation d'irradia-
tion. Cette sensation n'est point une douleur ;
mais , observée attentivement et sur une partie très sensible , elle paraît être une espèce

de vibration , ou plutôt un sentiment qui tien-
drait le milieu entre le malaise et le plaisir,
sentiment que je ne saurais mieux comparer
qu'à celui qu'on éprouve à l'épigastre lorsqu'on va s'évanouir. Il paraîtrait que cette irra-
diation est due aux petites commotions que
fait éprouver l'introduction du calorique aux
ramifications nerveuses qui aboutissent à la
partie sur laquelle pose la base du cône. La
sensation dont je viens de parler se convertit
insensiblement en une chaleur qui augmente
petit à petit, au lieu d'acquérir brusquement
le *summum* d'intensité, comme dans le moxa
de coton : il en résulte que la peau ne ressen-
tant qu'une chaleur graduelle et lente, a le
temps de se préparer à chaque instant à la
sensation qui va suivre , et qu'elle s'accoutume
mieux à supporter la douleur lorsque la sensation de chaleur a atteint le *summum* d'intensité, et il lui faut à peu près cent secondes
pour y parvenir. Elle conserve cette intensité
pendant quinze à vingt secondes seulement ,
et quelquefois moins ; ensuite, la douleur
décroît, et cette sensation de décroissement
emploie quatorze à dix-huit secondes , ce qui
fait en tout, au plus deux minutes un quart ;
tandis que la douleur intense du moxa de coton

se fait ressentir pendant l'espace de plus de douze minutes, c'est-à-dire plus de trente-six fois autant que la période d'intensité du moxa japonais, ce qui présente une différence énorme pour la souffrance du patient.

La base du moxa brûle encore dans l'épaisseur d'une ligne, que la douleur a tout-à-fait disparu, et au lieu de laisser une eschare sèche, grillée, comme celle du moxa de coton, on découvre, en écartant les cendres de la base du cône, une eschare d'un blanc jaunâtre, humide, qui se détache au milieu de l'aréole rouge qui forme la phlogose environnante : cette eschare est de moindre dimension que n'était la base du moxa. Après l'opération, on peut appuyer ou frapper sur la partie sans faire éprouver de douleur. L'eschare ici ne se détache que du dixième au quinzième jour ; la plaie offre autant de profondeur que celle qui résulte d'une eschare d'égale dimension d'un cylindre de coton ; la suppuration est la même.

En 1815, à la même époque où je m'occupais d'acupuncture à l'hôpital militaire de Montaigu, auquel j'étais attaché, et où j'avais à traiter nombre de maladies chroniques, j'avais à employer fréquemment le moxa ; mais

j'étais rebuté par l'horrible souffrance que fai-
saient éprouver à mes malades les cylindres
de coton : et réfléchissant au fréquent usage
que font du moxa les Chinois, je présumai que
ce peuple devait avoir un procédé plus supportable que le nôtre, et je conçus le projet
de faire des recherches sur cet objet. C'est
alors que je m'adressai à M. Klaproth, et c'est
aussi vers cette époque que ce savant me mit
en rapport avec les personnes qui possédaient
des manuscrits de M. *Titsing* et la poupée
japonaise ou *Tsoe-Bosi* qu'il avait rapportée du
Japon. Alors aussi je fis l'acquisition de plusieurs objets, et notamment du manuscrit que
j'insère à la suite de ce mémoire, et je copiai
le *Tsoe-Bosi*, qui lui sert de démonstration. Les
précieux documents que renferme ce manuscrit me mirent sur la voie de l'emploi du
moxa, mais ne m'apprirent rien sur sa préparation et sa confection. Ce n'est qu'en multipliant mes tentatives, et en essayant mes différents résultats, que je parvins à préparer mon
duvet, à confectionner mes cônes, et à simpli-
fier le procédé opératoire, de telle sorte que
j'atteignis le point de perfection où j'aspirais
d'arriver, celui de rendre l'application du
moxa plus supportable pour le malade, et plus

5.

commode pour l'opérateur. Il n'y avait en effet,
jusqu'à ce jour, que souffrance intolérable d'un
côté, et gêne extrême de l'autre. Cet appareil
de chalumeau ou de soufflet, pour entretenir
l'ignition, de trépied ou de pince à anneaux,
pour maintenir le cylindre ; cette constance à
souffler d'une manière incommode et désagréable, en s'aveuglant au milieu d'une épaisse
fumée qui suffoque; cet emploi de plusieurs
hommes pour maintenir le patient ou les différentes pièces de l'appareil : tout cela est tellement effrayant pour le malade et pénible pour
l'opérateur, qu'il me semblait impossible de
ne pas désirer de trouver un procédé plus
simple, plus doux et plus commode ; ou
bien il fallait s'attendre à voir échapper un
moyen curatif dont le nom seul est devenu la
terreur du malade.

Lorsque je veux appliquer le moxa, je me
munis d'une des boîtes qui contiennent le duvet
préparé de la manière dont je l'ai décrit plus
haut; et ayant déterminé le nombre de cônes
que je me propose de brûler, je les prépare en
prenant pour chacun d'eux une masse de
duvet, du volume d'une noisette; je roule
d'abord cette petite masse entre les paumes
des mains, afin de rapprocher les unes des

autres les molécules; puis, saisissant le petit
rouleau que je viens de former, avec le pouce
et les deux premiers doigts de la main droite,
j'aplatis l'autre extrémité du rouleau contre
la paume de la main gauche, et pressant ainsi
mon duvet en le pétrissant à diverses reprises
entre ces trois doigts d'une main et la paume
de l'autre, je réussis à former un cône ou py-
ramide dont les molécules se trouvent très
serrées.

Ayant ainsi préparé un nombre déterminé
de cônes ou pyramides, je mouille un doigt avec
un peu d'eau, ou avec de la salive; j'en frotte
les endroits où je veux faire l'application, et
j'y fais aussitôt adhérer l'un des cônes en l'y
accolant par sa base : je place de la même
manière tous les autres cônes, en observant
entre eux au moins la distance d'un pouce.
Tous mes cônes adhèrent fortement, et soit
qu'ils soient placés sur un plan horizontal, soit
qu'ils occupent un lieu déclive, ils ne se déran-
gent pas.

Tout étant disposé, je prends une allu-
mette ou un morceau de papier que j'allume à
une bougie, et présentant successivement la
flamme au sommet ou à la pointe de chacun
de mes cônes, je les allume avec la plus grande

facilité : ils brûlent tous en même temps, uniformément et lentement, en dégageant de petites bouffées de fumée par des scintillements occasionés par les molécules, qui, n'étant pas pressées et renfermées comme l'est le coton dans les cylindres, se déplacent facilement pour livrer passage à la fumée. L'intensité se maintient ainsi sans qu'on soit obligé de souffler, et le médecin reste témoin paisible de l'opération, sans compromettre sa dignité par un travail désagréable et fatigant. Il peut même alors porter du soulagement au malade en lui promenant sur les parties environnantes, et proche du lieu où se fait ressentir la douleur, des corps *froids*, tels que des fers à repasser, du marbre, de la glace, afin que la sensibilité cutanée, partagée entre ces deux impressions opposées, reste plus vague et plus indécise(1). Il peut aussi exhorter le patient au courage, lui promettre la prompte disparition de la douleur, lui annoncer qu'il est au summum

---

(1) Les patients sentent en effet un grand soulagement de ce moyen, et quand on cesse de promener le corps froid sur les parties voisines, ils le redemandent avec des instances pressantes.

d'intensité et que la décroissance arrivera au bout de quelques secondes. Ces paroles consolatrices, cet allégement par les corps froids qu'on a promenés autour de la partie souffrante, laissent dans l'âme du malade un sentiment de reconnaissance qui l'attache encore plus à celui de qui il espère la fin de ses maux; tandis qu'un sentiment de crainte et même d'aversion accompagne toujours l'opération faite avec le moxa de coton. Le médecin qui a soufflé le feu, qui a augmenté la douleur et qui s'est montré impitoyable, imprime à son malade une appréhension et un sentiment instinctifs d'éloignement, que sa raison souvent ne peut réussir à vaincre.

Non seulement ici l'opération est beaucoup moins douloureuse, mais elle est bien plus commode à exécuter : et d'abord on n'a pas besoin d'appliquer ces moxas l'un après l'autre comme dans les procédés où il faut assujettir le cylindre et souffler dessus, ce qui suppose qu'on ne peut s'occuper en même temps que d'un seul moxa, et ce qui a le désavantage, lorsqu'il faut en appliquer plusieurs, de perpétuer la douleur, et d'accroître à chaque nouvelle application le découragement et l'indocilité du malade, en même temps que la

résistance et l'apparente cruauté de l'opérateur,
et aussi en multipliant ses fatigues.

C'est peut-être à ces difficultés et à ces dés-
agréments qu'on doit la réserve des médecins d'Europe dans le nombre des moxas qu'ils
prescrivent. Les Japonais appliquent très rarement moins de dix cônes de moxa à la fois,
à moins que ce ne soit dans une partie peu
étendue, comme à l'un des membres, ou pour
une affection légère ; et ils vont jusqu'à deux
cents cônes en même temps lorsqu'il s'agit
d'une maladie grave, surtout si elle occupe les
viscères. (Voyez ci-après les propositions con-
tenues dans le *Traité sur la médecine des Japonais.*)

Il leur arrive aussi d'appliquer successivement et sans désemparer plusieurs cônes de
moxa sur le même point: ils ont recours à
cette pratique toutes les fois qu'une affection
est profonde ou très difficile à enlever.

Maintenant que j'ai décrit suffisamment, je
pense, le procédé opératoire qui m'est propre,
tant pour la confection que pour l'application
du moxa que j'ai appelé *japonais,* à cause de
l'analogie qu'il doit avoir avec celui de ces
peuples, et aussi par égard pour la source à
laquelle j'ai puisé, il me reste à dire un mot

des avantages thérapeutiques qui résultent de son application ; car ce point-ci n'est pas moins important que le mode d'opérer : je le ferai, de même que pour l'électro-puncture, sommairement ; la nature de ce travail ne comportant pas d'observations détaillées, et d'ailleurs ce moxa est déjà assez répandu pour que chacun en ait connaissance, et ait cherché à en apprécier les avantages. La simplicité et l'agrément qu'il présente, comparés à l'ancienne manière, me sont garants de l'empressement que les praticiens mettront à en apprécier le mérite.

J'ai employé le moxa japonais selon le procédé décrit ci-dessus, pendant quatre ans, à l'hôpital de Montaigu (succursale de l'hôpital militaire de Paris) depuis 1815 jusqu'en 1818. Cet établissement, spécialement réservé aux affections chroniques, m'a fourni journellement l'occasion d'en faire usage, et je l'ai souvent comparé au moxa de coton. Mes expériences ont été répétées jusqu'à satiété. M. Therrin, alors chirurgien en chef de cet hôpital, et membre de la plupart des sociétés savantes de Paris, peut attester les succès que j'ai obtenus ; tous les chirurgiens attachés à cet hôpital employaient le même moyen. M. Broussais, et beaucoup d'autres médecins, ne se servent pas aujourd'hui d'autre procédé. Je puis affirmer, d'après mon expérience et sans crainte d'être jamais démenti, que constamment j'ai obtenu des succès plus marqués avec le moxa japonais que lorsque j'employais le cylindre de coton, l'étoupe ou d'autres substances à moxibustion. Je conviens qu'il était de mon devoir de faire connaître, beaucoup plus tôt que je ne l'ai fait, le résultat de mes travaux à cet égard, et que j'ai à m'accuser de n'avoir pas tenté de faire rejeter depuis long-temps des procédés opératoires barbares, qui font la désolation du malade et le tourment de l'opérateur; mais cela tient à mon peu d'empressement, et à la crainte que j'ai toujours de mettre en avant des choses que l'expérience n'aurait pas assez mûries. D'autres considérations encore m'avaient empêché ici de publier mon procédé : mes relations avec des hommes de mérite qui avaient été mes chefs, et qui ont traité la même matière, ont contribué à mon silence.

Les tumeurs blanches, coxalgies, rachialgies, rachitis, rhumatismes chroniques, endurcissements, empâtements, tuméfactions de toute espèce (non inflammatoires) du tissu cellulaire, des muscles, des articulations, des glandes, des testicules, des viscères, etc... les névralgies, névroses, etc., sont les affections que j'ai traitées, et dans lesquelles j'ai obtenu de fréquents succès.

Lorsque, dans ces affections, j'employais le moxa de coton, et qu'il existait encore quelques traces d'une inflammation qui avait précédé, souvent je ramenais l'état inflammatoire, et j'accroissais le malaise au lieu de le diminuer, à moins que je n'employasse de très petits cylindres, et un seul ou deux à la fois ; alors mon opération restait sans succès, et j'avais tourmenté inutilement le malade. Jamais cet inconvénient n'a eu lieu par l'application de mon moxa, dont la douleur est bien moins long-temps sentie, et dont par conséquent on risque bien moins de faire retentir la stimulation, soit dans la partie affectée, soit dans les viscères.

En employant les cylindres de coton sur des individus irritables, ou qui ont une phlegmasie viscérale avec mouvement fébrile, on aggrave souvent leur état, et si l'on a affaire à une irritation inflammatoire ou subinflammatoire désorganisatrice, on est sûr de hâter la destruction. Les moxas japonais sont bien aussi

nuisibles dans l'état inflammatoire fébrile ;
mais dans les subinflammations, et même
dans les phlegmasies chroniques désorgani-
satrices, ils ne sont jamais causes d'accidents
fâcheux, et souvent le soulagement succède à
leur application, même dans les cas déses-
pérés.

Les moxas japonais, qui laissent une eschare
si légère, agissent cependant sur des organes
situés à une certaine profondeur, comme on
peut le constater en considérant leur influence
sur les viscères. Jamais on ne se sert du
moxa comme du vésicatoire, en révulsant, en
irritant des organes éloignés ; il faut toujours
faire l'application le plus près possible du
lieu affecté. C'est aussi pour cette raison qu'une
trop forte ignition est nuisible dans les cas
qui conservent quelques traces d'acuité, par-
cequ'elle tourne au profit de l'irritation inté-
rieure. Alors la brûlure du coton est dangereuse, et l'on aurait moins à craindre de l'emploi du moxa japonais.

Le moxa a plus d'analogie avec le séton
qu'avec le vésicatoire et le sinapisme.

Quoique j'aie obtenu autant d'effet d'un
nombre de moxas japonais comparé à un
nombre égal de moxas de coton, je n'hésite

pas à déclarer qu'en général on applique trop
peu de moxas à la fois : et ici c'est encore
l'expérience qui me guide (1). Mais pouvait-
on se permettre de multiplier les moxas de
coton, quand on avait à combattre la résistance du malade et la fatigue de l'opération, puisqu'on ne pouvait appliquer plus
d'un moxa à la fois ? Je sais qu'on eût facilement remédié à ce dernier inconvénient en
imaginant une tablette garnie de supports et
criblée de trous pour recevoir un plus ou moins
grand nombre de cylindres, et un soufflet à
bec élargi, aplati, propre à donner un courant d'air capable d'alimenter l'ignition de tous
les moxas contenus dans la tablette criblée ;
mais comment remédier à la prolongation de la
douleur, et aux autres inconvénients attachés à
l'emploi du moxa de coton ?..... Je ne rejette
cependant pas entièrement ces derniers, je
pense même qu'il est des cas où il faut les pré-
férer ; mais ces cas sont ceux où il convient
de pratiquer une ustion qui tienne le milieu
entre le cautère actuel et le véritable moxa.

(1) J'applique rarement moins de dix moxas à la fois,
et souvent trente ou quarante.

celui des Japonais. On pourrait aussi s'en servir
lorsqu'on se propose de déplacer une irritation
ou de modifier une partie malade chez un sujet très peu irritable : et encore ne convient-il
de l'appliquer ni sur le tronc ni à la tête; je
m'étonne même que jusqu'ici on ait osé si
souvent ne pas tenir compte des accidents qui
en sont résultés.

Lorsque je veux modifier un organe par l'application de moxas, je circonscris la partie
malade, en enfermant le lieu douloureux ou
engorgé dans un chapelet de cônes de moxas,
mis à la distance d'un pouce les uns des autres : après l'opération je recommande simplement d'éviter le contact des corps rudes, ou je
fais appliquer une compresse enduite de cérat si
le frottement du linge sec ne peut être supporté,
ce qui est rare après l'opération de mes moxas.
La peau ordinairement conserve peu de sensibilité. Les eschares se circonscrivent et se déta-
chent entièrement au bout de dix à quinze
jours : je facilite leur chute et j'excite la suppuration en les couvrant de petites rondelles
de peau, enduites du digestif animé, composé de térébenthine et de jaune d'œuf; si les
plaies étaient un peu irritées et causaient de
la douleur, il faudrait panser avec du cérat.

Lorsque les petites plaies sont prêtes à se cicatriser, je brûle un autre chapelet de moxas en dedans de ce premier, et les conduisant de même, j'arrive ainsi, après un certain nombre d'applications, de la circonférence au centre, et j'obtiens de cette manière des cures que je n'espérais pas réaliser en employant le moxa de coton.

Dans quelques cas rebelles, j'ai été obligé de recommencer plusieurs fois, en plaçant les nouveaux moxas dans les intervalles que laissaient les cicatrices des premiers, et j'ai fini par voir ma constance et celle du malade couronnées d'un plein succès.

Il arrive souvent que, dans les irritations viscérales, une des régions de la peau devienne sympathiquement douloureuse, c'est alors sur ce lieu qu'il convient de placer les moxas.

Lorsqu'il s'agit d'une névralgie ou d'une névrose, c'est sur le trajet même des nerfs affectés, ou à leur origine, ou même vers les centres auxquels ils correspondent, qu'il faut appliquer les moxas.

Si l'on a à combattre une paralysie, c'est toujours à l'origine des nerfs qui se distribuent aux organes privés du mouvement ou du sentiment, qu'il convient d'agir, c'est dans tout le trajet de la colonne vertébrale vers ses apophyses costales, et à la base du crâne, que les moxas doivent être placés. C'est vers le dernier endroit que se trouvent l'*A-mon* et le *Day-soey* des Japonais, lieux tenus en grande considération par eux, pour les applications de moxa ou l'acupuncture dans une foule de maladies nerveuses graves.

TRAITÉ

inédit

DE L'ACUPUNCTURE

ET DU MOXA

CHEZ LES JAPONAIS,

AVEC

LA DÉMONSTRATION DE LA PRATIQUE

SUR

LE TSOE-BOSI

EN CENT DIX APHORISMES;

TRADUIT D'UN MANUSCRIT CHINOIS
par un savant hollandais.

INTRODUCTION A CE TRAITÉ,

PAR LE TRADUCTEUR (1).

L'acupuncture est une opération originaire du Japon, grand empire situé à l'extrémité de l'Asie et de la Corée, très grande province qui touche à la Chine et à la Tartarie chinoise.

Pour acquérir l'art de pratiquer l'acupuncture, les Japonais font usage d'une statue de

---

(1) L'auteur de cette traduction a résidé au Japon pendant l'espace de dix-huit ans ; il y a appris et pratiqué la médecine, qui consiste presque entièrement, chez ces peuples, dans les deux grands moyens thérapeutiques consignés dans ce TRAITÉ.

Le traducteur a rassemblé dans ce petit ouvrage tout ce qu'il y a de curieux et d'important dans la doctrine de ces peuples, et il se proposait de le publier après son retour en Europe, lorsqu'il mourut. Ses papiers passèrent en d'autres mains.

6.

métal représentant la figure humaine, sur laquelle on a méthodiquement placé de très petits trous, pour indiquer les endroits où l'on doit enfoncer l'aiguille dans certaines maladies; cette statue est recouverte de papier collé, afin qu'on ne puisse pas découvrir où sont ces trous si on n'a pas les connaissances requises pour en deviner exactement la position.

Celui qui aspire au grade de docteur dans ces pays, doit être tellement versé dans l'art de manier l'aiguille et dans celui de connaître les endroits où il est prescrit de pratiquer l'opération, ainsi que la profondeur à laquelle elle doit être faite, qu'il est contraint de toucher, sans la moindre hésitation, sur la statue, le lieu qui correspond à la maladie qu'on lui demande de traiter, et de décrire tout le procédé opératoire. Si après un tel examen, qui se fait d'une manière très scrupuleuse, le candidat est admis au grade de docteur, on lui donne le titre de *kyu-day*.

A Osaca, on fabrique de ces mêmes statues en bois ou en carton, et les différents endroits où il est ordonné d'introduire l'aiguille, ou sur lesquels on peut brûler des moxas, sont marqués par des points qui suivent des lignes de différentes couleurs pour indiquer leur succession. On donne à ces statues le nom de *Tsoe-bosi* (1), provenant de *tsoe* figure, et de *bosi* prêtre, c'est-à-dire figure de prêtre, parceque la tête est représentée entièrement rasée et semblable à celle des prêtres de ce pays.

L'acupuncture et le moxa sont d'un usage général parmi le peuple de ces contrées, ainsi que l'a rapporté Kœmpfer dans son supplément 3 et 4 de l'histoire du Japon.

A Mijaco réside un personnage qui, par ses connaissances supérieures dans l'art médical, a seul le droit d'enseigner le maniement de l'aiguille, et de donner les préceptes qu'on doit apprendre; c'est lui qui examine les candidats, qui les admet ou qui les rejette. Aucun de ses disciples, ni qui que ce soit dans l'empire, n'a la permission de pratiquer de son chef l'acupuncture, qu'après avoir reçu de cet homme un certificat qui l'en déclare capable.

Dès que quelqu'un est admis au nombre de ses disciples, il est tenu de s'engager, par un serment solennel, à ne jamais essayer ce moyen sans guide, et à ne donner aucune explication sur ce sujet à quelque autre, afin de prévenir

_____

(1) *Voyez* les planches à la fin de ce TRAITÉ.

par là tous les malheurs qui pourraient résulter de l'incapacité; puisque les calamités les
plus affreuses et même la mort peuvent être
causées pour avoir ignoré les règles prescrites
à ce sujet, et dont on ne doit sous aucun pré-
texte s'écarter (1), pour devenir expert en cette
matière, il faut une application assidue de cinq
à six ans.

Les figures de bois sur lesquelles les points
servant à la pratique de l'acupuncture et à
l'application du moxa sont scrupuleusement
indiqués, ne peuvent être tracées que par le

---

(1) On voit que les Japonais ne pratiquent pas l'acupuncture avec légèreté ; il n'est pas étonnant que les
médecins de ces contrées prennent d'aussi grandes précautions et redoutent si fort l'impéritie, quand on pense
qu'ils n'ont que des notions fort incomplètes d'anatomie
et qu'ils ignorent les lois les plus simples de la physiologie, telle que la marche de la circulation du sang.
Tout chez eux ne s'établit que sur les traces de l'expérience. Il est vrai aussi qu'il ne suffirait pas d'être ana-
tomiste et d'éviter les nerfs et les veines pour pratiquer
l'acupuncture, quelque simple que paraisse cette opération, mais qu'il s'agit encore de considérer les organes sur lesquels on opère et les modifications qu'on
peut leur imprimer.

personnage dont je viens de parler, et cependant, pour un si important travail, il n'exige qu'un modique salaire (4 mail et 5 maas, *monn holl.*) : comme il s'en occupe rarement, il m'eût été impossible de m'en procurer une, sans les vives instances de *Kimoera Kitjemon*, l'un des médecins du daïri ou empereur ecclésiastique du Japon, et de ceux d'un des secrétaires du gouverneur de Mijaco. Ils me procurèrent de même plusieurs aiguilles.

Autrefois l'acupuncture au Japon était désignée sous le nom de *fari-oets*, provenant de *fari* aiguille, et de *oets* ou *oetse*, qui signifie frapper, parceque l'aiguille était introduite au moyen d'un petit maillet; mais maintenant l'opération est désignée par l'épithète de *fari-sats* ou *satse*: ce dernier mot signifie piqûre, ce qui répond parfaitement à notre mot acupuncture (1).

Pour introduire l'aiguille, on place un petit tube ou conduit sur le lieu où l'on a à faire l'opération; on y introduit l'aiguille, munie à sa partie supérieure d'un petit manche, sur lequel on frappe doucement avec le bout de l'index, on en traverse ainsi la peau, ensuite on

---

(1) De *acus* aiguille, et *punctura* piqûre.

retire le conduit, et on continue à frapper sur l'aiguille, jusqu'à ce qu'elle soit parvenue à la profondeur désirée.

En 1782, je fus témoin à *Desima* de l'effet surprenant d'une opération de ce genre. Un des employés de la factorerie fut attaqué d'une colique affreuse; tous les remèdes du médecin hollandais de l'établissement étaient inutiles. Ce malheureux rampait et se tordait comme un ver sur les nattes; il poussait des cris qui perçaient l'air et retentissaient d'un bout de l'île à l'autre, et invoquait la mort comme le seul remède à ses maux : nous en frémissions tous. Cet état durait ainsi depuis plus de vingt-quatre heures, lorsqu'un Japonais, qui avait à parler à cet homme, vint le voir, et, étant instruit de ce qu'il ressentait, il lui promit aussitôt du soulagement : il le fit coucher sur le dos, saisit à plusieurs reprises la peau et les muscles du ventre avec ses mains, puis il tira son *santok* de son sein, et y choisit une aiguille, qu'il enfonça à plusieurs reprises dans l'estomac, où il la laissa en place. En moins d'une demi-heure la douleur était entièrement calmée, et le malade était comme dans un enchantement. Émerveillé d'un tel succès, je me fis faire cette opération en plusieurs en-

droits sur le bras, pour en faire l'épreuve, et
je n'en ressentis pas la moindre douleur. Ces
aiguilles sont en or ou en argent, et ne peuvent
être d'autre matière; elles sont de différentes
longueurs et minces comme un fil.

Les œuvres d'Hippocrate prouvent que déjà
de son temps on se servait de moxa dans
différentes maladies, ainsi qu'il est dit au
livre I, *De visu*, tome II, page 35a. — *De
affectibus*, sections xxx et xxxii, tome II, page
180. — *De internis affectibus*, section xxvi,
page 229, etc. Dans les temps postérieurs, on
trouve aussi quantité d'exemples et de preuves
qui attestent l'usage de ce moyen que les Chinois et les Japonais connaissaient sans com-
muniquer avec nos peuples d'occident, ou au
moins sans avoir rien pris d'eux. Le *Thesaurus
medicinæ practicæ* de *Thomas Burnet*, imprimé
à Venise en 1702, entre autres ouvrages, en
fait mention.

Je me suis appliqué avec beaucoup d'attention à préparer le moxa : l'on prend à cet effet
l'*artemisia vulgaris lati foliæ*, que les Japonais nomment *jamogi*, et suivant leur prononciation mandarine *gai* ; on pend les feuilles de
cette plante comme on fait de celles du tabac,
à un bâton long et mince ; on les fait sécher

à l'ombre pendant huit à dix ans, puis l'on en ôte soigneusement les pédicules, et on les broie dans un mortier, jusqu'à ce que le duvet qui en résulte ait la mollesse requise.

Parmi plusieurs ouvrages qu'on me recommanda sur ce sujet, on fit grand cas du *Jnesky;* mais, le trouvant trop volumineux pour le traduire, je me borne à en tirer la préface que voici :

L'homme vit d'air et de sang. Manger et boire, être éveillé et endormi, se mouvoir et se tenir en repos pendant un certain temps, mais qui est irrégulier, sont toute son existence. C'est du dérangement de ces fonctions que résulte la cause première de toute maladie. Lorsqu'on est attaqué d'une maladie, soit interne, soit externe, la véhémence de son action diffère, selon que les cinq entrailles principales (1) ou les six parties les plus nobles (2) sont attaquées, car elles sont le siége de toute maladie. Voilà pourquoi un médecin habile

_____

(1) Estomac, intestins grêles, gros intestins, vessie, vagin ou canal de l'urètre.

(2) Cerveau, poumon, cœur, foie, reins, utérus ou testicules.

recherche soigneusement , avant d'opérer,
d'où elle peut dépendre.

Jadis on se servait très peu de poudres et de
potions médicinales pour guérir les maladies ;
l'on en déterminait rigoureusement le siége ,
et l'on notait attentivement s'il se trouvait dans
les parties internes ou externes : ensuite on
guérissait au moyen de l'aiguille ou du moxa.
Dans l'ouvrage *day-kjo*, composé par *Koo-tu* ,
et qui ne fut point brûlé du temps de l'empereur chinois *Ziko-te* (*Tchy-hoang ty*) , il est dit
que l'usage de potions médicinales dans les
maladies, comparé à l'aiguille et au moxa ,
est en proportion d'un à cinq, puisque l'on
observait des effets infiniment plus salutaires
du dernier que du premier moyen : cependant,
depuis plusieurs années, l'on a publié une si
grande quantité d'ouvrages de médecine, que
les bons médecins ont à déplorer le vague où
on est retombé, et qui fait que quelques uns
ont moins souvent recours au moxa, et qu'on
se sert aussi moins de l'aiguille. Il en résulte
qu'on n'étudie plus avec autant de soin qu'auparavant les différentes parties du corps humain.

Celui qui en connaît parfaitement la struc-
ture s'aperçoit bientôt où le siége d'une ma-

ladie réside, et il applique aussitôt la brûlure du moxa ou l'aiguille à l'endroit qui lui est indiqué par les préceptes de l'art. L'analogie de ces opérations avec le siége de la maladie est pleinement prouvée par une guérison subite; de même le médecin parfaitement instruit dans son art découvre le siége d'une maladie, à travers les parties de notre corps, avec autant de facilité qu'on entend et qu'on distingue une voix claire dans un appartement voisin. Cependant il est bien difficile d'atteindre dans cet art à la perfection : c'est en considération de cela que *Koo-tu* composa, à l'école du médecin *Jifak*, son ouvrage, par demandes et par réponses, sur le cours de toutes les veines et de toutes les artères du corps, et sur la connaissance des endroits où il faut appliquer l'aiguille et le moxa; ces endroits sont soigneusement décrits dans cet ouvrage.

Il est des maladies internes qui sont guéries par l'usage des sudorifiques lorsqu'elles résident dans la partie supérieure du corps; par des vomitifs, lorsqu'elles en occupent le milieu; et par des purgatifs, si elles résident dans la partie inférieure.

Il y en a pourtant où les sudorifiques, les vomitifs et les purgatifs ne font aucun effet :

c'est alors qu'il faut avoir recours à l'aiguille.

Cet ouvrage-ci se nomme Jnes-ky, ou les quatorze parties principales du corps : il n'y en a à proprement parler que douze, mais la ligne du milieu, qui s'étend depuis la gorge jusqu'à l'os des hanches, et qui est nommée *nienginjakt*, et celle qui s'étend depuis le cou jusqu'à l'extrémité postérieure du même os, et qu'on nomme *fokinjakt*, y étant jointes, font le nombre de quatorze (1).

Celui qui prend à cœur d'étudier cet art doit avoir la plus grande attention à la division du corps humain, et à tous les renseignements qu'on en a donnés.

Cet ouvrage est composé par *Kyozjo*, premier médecin de l'empereur chinois à Pékin, et publié le sixième du premier mois de la première année du *nengo-zizjoo*, ou l'an 1341.

T.

---

(1) Je doute que cette division se rapporte au tsoĕbosi.　　　　　　　　　　　S.

AVANT-PROPOS.

Au *Nengo-ky-tjo* (depuis l'an 1596 jusqu'à l'an 1614), un certain *Nagata Tokfon*, habile médecin dans la province *Kay*, apprit l'art de piquer avec l'aiguille, d'un médecin coréen ou chinois, nommé *Kintokfo*, et à son tour l'enseigna au médecin *Tanaka Fisin*, afin que tout le monde pût en avoir connaissance. On en fit pourtant un secret au public, et on ne l'enseigna qu'à quelques individus jugés capables de le pratiquer. Comme j'avais grande envie d'acquérir des lumières, et qu'il est impossible de parvenir à une parfaite connaissance de cet art par une instruction de bouche, ou en lisant les livres qui en parlent, je me suis appliqué à l'apprendre à Mijaco du fameux médecin *Fara Tayan*, et j'ai eu le bonheur de réussir complètement, depuis le commencement jusqu'à la fin. J'ai depuis été assez heureux pour guérir, en le pratiquant, nombre de malades.

Considérant qu'en en faisant un secret,

on pourrait le comparer à de l'or caché dans les mines, ou à des pierres précieuses ensevelies au fond de la mer, ce qui ferait que personne ne pourrait en jouir, et que d'ailleurs c'est le devoir d'un médecin ou d'un chirurgien philanthrope de faire part de ses connaissances lorsqu'elles peuvent contribuer à conserver la vie à son prochain, j'ai pris le parti de consigner dans ce manuel tout ce qu'il y a d'important et de plus curieux dans la pratique de la médecine concernant l'acupuncture et le moxa, afin qu'on puisse en avoir connaissance, et qu'on puisse en faire l'application au profit des maladies qu'on pourrait avoir à traiter de cette manière. Lorsqu'un médecin est appelé pour pratiquer ces opérations, les circonstances doivent le décider à employer l'aiguille ou le moxa, suivant ce qu'il croit le plus salutaire.

Signé KANRA-FATJN-MOTO-SADA.

Post-scriptum.

Je suis d'opinion que l'acupuncture, quand elle est bien exécutée, est du plus grand succès dans des cas d'apoplexie, et de toute maladie qui survient subitement; que par là l'on détruit toute obstruction, que toute dureté est ramollie, que cela avance et produit les règles; mais il ne faut pas que cela soit fait par un médecin ignorant, puisqu'il aggraverait plutôt le mal du malade, ce qui équivaudrait à lui donner du poison.

Aussitôt qu'on est expert à se servir de l'aiguille, l'on doit aussi savoir saigner, ce qui ne doit pas être différé avec des malades attaqués subitement d'une affection maligne; mais comme cela n'est pas connu généralement dans ce pays, l'on ne doit l'entreprendre qu'après y être bien instruit, et après avoir acquis la connaissance parfaite du cas fondamental qui demande une saignée; par exemple, un homme pendant sa vie peut, au moyen de son sang et de ses esprits, être actif et se mouvoir, mais lorsque ces deux substances ne circulent pas comme elles le doivent dans le corps, cela produit des maladies sérieuses : plusieurs médecins ont mal réussi en apprenant cet art, et il n'y en a que peu qui s'appliquent à saigner.

Le mode et l'habitude d'employer l'aiguille et de brûler le moxa, les endroits sur lesquels on les applique, sont à peu près les mêmes; mais il y a une aussi grande différence entre le moxa et saigner, qu'il en existe entre le ciel et la terre. C'est pourquoi il faut qu'un médecin réfléchisse mûrement sur le cas, avant de se décider pour l'un ou pour l'autre : il est même de toute nécessité qu'il connaisse la constitution du malade : ainsi, s'il est d'une constitution faible, on appliquera le moxa; s'il est fort, on fera usage de l'aiguille, ou de la saignée, s'il est sanguin; l'on doit auparavant bien peser ces circonstances, pour ne pas commettre d'erreurs.

Lorsqu'un médecin exécute mal l'une ou l'autre de ces opérations sur l'endroit indiqué, il aggrave les maux du malade, ce dont l'on ne s'aperçoit pas de suite, mais peu à peu, par un affaiblissement qui augmente de jour en jour, et qui est causé par son ignorance; c'est pourquoi l'on doit être toujours sur ses gardes, en employant l'aiguille, et consulter l'expérience avant de l'entreprendre.

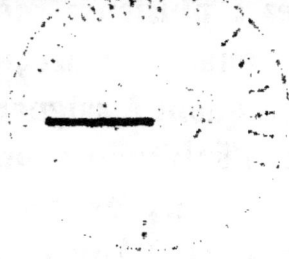

Nota. Le *Tsoe-bosi* qui a été apporté du Japon est une figure en carton (la même dont il a été parlé dans l'introduction), de deux pieds de hauteur. C'est sur cette poupée qu'ont été copiés les dessins qu'on trouvera à la fin de cet ouvrage. Les figures en ont été réduites, et tous les points compassés et réduits à l'échelle. L'original doit être maintenant entre les mains de M. Nepveu, libraire, passage des Panoramas.

TRAITÉ

INÉDIT

DE L'ACUPUNCTURE

ET DU MOXA

CHEZ LES JAPONAIS,

AVEC LA DÉMONSTRATION DE LA PRATIQUE SUR LE TRONÇOSI ;
EN CENT DIX APHORISMES,

PRÉCEPTES GÉNÉRAUX.

L'acupuncture est nuisible pendant le travail de la digestion.

On trouve à la partie antérieure du tronc deux endroits qu'on nomme en langue mandarine *Tjuquan* " et *Sjomon* "' : il serait nuisible d'y pratiquer l'acupuncture après le vomissement.

Il est interdit de piquer les femmes enceintes aux endroits *Gokok* "', *Saninko* "' et *Sekmon* '.

Il est dangereux de piquer, dans une fatigue

extrême, une grande faim et peu après le diner ;

Dans de fortes transpirations, et lorsque toutes les veines paraissent gorgées ;

Pendant les fortes pluies, un grand vent, un tremblement de terre (1) ;

Dans un emportement de colère, des affections et des émotions vives.

S'il arrivait qu'on piquât à contre-sens sur un des lieux destinés à cette opération, il faudrait aussitôt la recommencer à l'une des parties nobles ci-après désignées.

Si l'on pique à contre-sens sur

Soeyboen 69, on répète à	*Moemio-no-kets*
ou	*Kets-kay*, au pied,
Sjomon 122,	*Sekots* 165,
Ni-kay '	*Sanri* 162, au pied,
l'épaule	*Kensy* 165,
ou sur	*Kioktje* 132,
Sanri 162 au pied	*Kensy* 165.
le ventre	*Sekots* 165,
ou	*Kensy*,
Siozan	*Kensy* 165
ou	*Sekots*.

---

(1) On sait que les Japonais et les Chinois sont extrêmement superstitieux, et que les influences atmosphériques sont très considérées parmi eux.   S.

Si le sang sortait en abondance par la piqûre, on enfoncerait aussitôt l'aiguille sur
Kjokots[1] pour arrêter l'hémorrhagie.

En négligeant ces précautions il pourrait
survenir des accidents graves.

Il est indispensable de connaître parfaitement le cours de la circulation (1) ; car il est
des cas où il faut piquer suivant le cours, ou
contre le cours du sang, enfoncer l'aiguille
perpendiculairement ou obliquement, et agir
rapidement, soit en l'enfonçant, soit en la retirant.

Avant de pratiquer l'acupuncture, le médecin doit presser entre les doigts de la main
gauche l'endroit désigné, et pincer la peau afin
d'y faire entrer l'aiguille plus facilement.

Si l'opération a lieu sur le ventre, il est ur-

---

(1) Les Japonais n'ont qu'une connaissance très im-
parfaite de la circulation du sang. Ils croient, par exemple, que toutes les artères vont de haut en bas, et que
les veines vont toujours de bas en haut, c'est pour cela
qu'ils prescrivent de piquer la pointe tournée vers le
haut du corps, quand ils se proposent d'aller contre le
cours du sang, et de piquer la pointe en bas lorsq s
désirent aller avec le cours du sang.   S.

gent de faire attention à la respiration, et de
presser moins avec les doigts pendant l'inspiration, afin que la pointe de l'aiguille puisse
se mouvoir avec facilité. Il faut retirer l'aiguille
lors de l'expiration.

La plus grande attention du médecin doit
être provoquée, lorsqu'il s'agit de pratiquer
l'acupuncture sur six endroits, qui, réunis
ensemble, sont désignés sous le nom de *pied
de coq.* Ces endroits sont *Soeyboen*", *Tjuquan*",
Gequan", *Kikay*", *Quangen*" et *Kubi*". Après
qu'on y a enfoncé l'aiguille à la profondeur
d'un pouce (1), on la retire de moitié de ce
trajet, après quoi on l'enfonce de nouveau
d'un pouce; en sorte que la pointe puisse se
mouvoir plus facilement dans la chair; on la
retire encore de moitié, et on agit de même
vers le côté gauche et le côté droit; mais lorsqu'on pique pour la cinquième fois, on en-

---

(1) Les hommes diffèrent beaucoup entre eux sous
le rapport des proportions : il faut entendre par le
mot pouce ou *sun* des Chinois, la longueur de la
seconde phalange du médius de la main gauche (chez
les hommes, et de la main droite chez les femmes) de
la personne sur laquelle l'opération doit être pratiquée :
on partage le *sun* en dix lignes. (*Note du traducteur.*)

fonce, à la manière ordinaire, l'aiguille tout droit dans le ventre.

Il est des cas où l'aiguille n'est pas enfoncée perpendiculairement à la peau ; c'est ainsi qu'à la tête, sur les mains et sur les pieds, où les parties charnues offrent peu d'épaisseur, l'aiguille doit pénétrer obliquement et comme couchée.

Elle doit être enfoncée la pointe en haut à l'endroit *Daysoey* [10] ;

Avec le cours du sang vers le bas sur *Tentots* [11] ;

Toujours en haut contre le cours du sang sur *Sjosan* ;

Suivant le cours du sang sur *Etjü* [112] ;

La pointe en bas sur *Kubi* [13] ;

Si par imprudence on piquait à contre-sens à l'endroit *Amon* [14], le patient deviendrait muet.

Exposition des cas où l'acupuncture et l'application du moxa sont considérées par les médecins chinois et japonais comme devant être suivies du plus grand succès.

§ 1er.

Dans les pertes d'appétit on pique premièrement sur *Into* [76], puis sur *Gequan* [69], sur *Tsoekok* [73] et sur *Tjuquan* [56], répété pendant trois jours; si alors cela ne va pas mieux, on répand un peu de sel au nombril, et on brûle autour dix-sept à vingt-quatre cônes de moxa, dont voici la grandeur (1).

§ 2.

Azemondokitz signifie les douleurs qu'on ressent en pressant avec le doigt sur la région des reins, sur le ventre ou sur les pieds et les mains (2). C'est au médecin à réfléchir s'il emploiera le moxa ou l'aiguille. Quelquefois il faut enfoncer l'aiguille dans la région des reins

---

(1) Six lignes de diamètre de notre pied de roi.

(2) Il faut entendre ici les bras et les jambes. C'est probablement du rhumatisme compliqué d'irritation des viscères qu'il est ici question.　　　　　　S.

si la douleur est au ventre *et vice versa*. L'expérience est le meilleur guide.

Tjuquan " est une partie située au-devant
de l'estomac ; qui demande beaucoup d'attention. Il est considéré comme la source ou l'o-
rigine de toute maladie ; ce qui enjoint une
extrême circonspection en y pratiquant l'acupuncture ou l'application du moxa.

Chez les personnes débiles, et qui ont peu de
sang, on doit se garder scrupuleusement d'y
trop enfoncer l'aiguille.

C'est en agissant sur *Tjuquan* qu'on guérit
les vomissements, la dysenterie et la diarrhée,
les accès de fièvre..... Ainsi ce serait faire em-
pirer le mal que de piquer à contre-sens (1).

§ 3.

Dans les lipothymies on enfonce l'aiguille
sur *Inpak* ░ (d'une ligne), et sur *Sanri* ¹⁶¹ au
pied (de cinq lignes de profondeur).

---

(1) Il paraît que les Chinois, aussi bien que les peuples de l'occident, ont reconnu l'importance des organes que renferme la région épigastrique. C'est toujours sur cette région qu'ils agissent lorsqu'il est question
d'une affection des muqueuses gastro-intestinales. S.

§ 4.

Nitisju est une indisposition inopinée très dangereuse, souvent suivie de la mort sans un prompt secours : si on apercevait qu'il survînt un engourdissement à l'épaule, suivi de douleur de poitrine et de gonflement au front, on piquerait sur *Kensy* [163] (4 l.), sur *Kioktje* [152] (7 l.), et sur *Sjaktak* [151] (3 l.), faisant, outre la piqûre, une forte saignée.

§ 5.

Kofi (2) est une inflammation aiguë de gorge, dans laquelle on fait la ponction directement sur *Onriü* [176] (3 l.), sur *Tentots* [45] (1 l.), sur *Gokok* [279] (5 l.), sur *kito* (1 l.), sur *Sjosjo* [156] (1 l.): si après ces applications on n'aperçoit aucun bon effet, il faut une saignée.

§ 6.

Dans le *Tenkan* (3) on enfonce l'aiguille en couchant sur *Kubi* [33] (5 l.), sur *Fiakje* (*vertex*) (3 l.), sur *Tjuquan* [56] (8 l.).

---

(1) Angine.
(2) Epilepsie.

§ 7.

Dans le *Sottsoeib* (1), lorsqu'on devient perclus, qu'on perd connaissance et que la bouche reste fermée, on pique aussitôt sur *N'iutju* [90] (2 ou 3 l.), sur *Sinkin* (2 l.), et sur *Gokok* [179] (3 à 5 l.).

§ 8.

Tjugjokok est une forte tranchée de l'estomac avec douleur de poitrine, causée par l'ingestion d'une sorte de poisson venimeux; dans ce cas on enfonce l'aiguille sur *Tjuquan* [56] (8 l.), et sur *Ryomon* [94] (10 l.).

§ 9.

Katonkok (2) ou *Foek-no-kok* est une maladie mortelle, qui se déclare après avoir mangé le *Foekoe* ou souffleur, poisson très venimeux, s'il n'a pas été parfaitement purifié et purgé de tout son poison (3) : dans ce cas on pique sur

---

(1) Apoplexie.
(2) Espèce d'empoisonnement.
(3) On connait deux sortes de poissons très venimeux au Japon, le *Foekoe* ou le souffleur, et le *Kita-no-Makoera* (qu'on prononce *Makfra.*) Ce dernier est le plus dangereux, et est d'un goût délicieux et recher-

Sjaktak [131] (3 l.), sur *Sjosjo* [156] (1 l.), et sur *Kito* (1 l.), pratiquant en même temps une forte saignée.

§ 10.

Lorsque la respiration est interceptée par des mucosités consistantes venant de la poitrine, on pique directement sur *Quangen* [64] (10 l.), sur *Kikay* [62] (8 l.), sur *Rinku* [181] (2 l.), et sur *Juzin* [335] (5 l.).

§ 11.

Dans les convulsions des enfants, il est d'usage de brûler sur *Foemon* [249], et sur *Dinju* [51], 14 cônes de moxa, plus ou moins, suivant que l'effet en est plus ou moins prompt.

§ 12.

Dans les maux violents de poitrine, lors-

---

ché ; il devient un mets exquis après que le venin en a été soustrait.—Littéralement traduit il signifie *oreiller du Nord*. Ce poisson est si venimeux que la moindre négligence qu'on mettrait à en soustraire le venin serait suivie de la mort. Après qu'on a eu le malheur d'en manger, le corps se couvre de taches verdâtres ; il survient des hémorrhagies par le nez et par la bouche, et bientôt on n'existe plus. (*Note du traducteur.*)

qu'une sueur froide perce de tous côtés, on enfonce l'aiguille sur *Kansi* [144] (5 l.), sur *Sinmon* [152] (4 l.), et sur *Rekkets* [136] (3 l.); si cela ne soulage pas on fait une saignée sur *T'aïko*.

§ 13.

Si la poitrine est oppressée, on pique sur *Jusen* [335] (5 l.), et sur *Rjoku* [160] (2 l.)

§ 14.

Dans la goutte et le spasme, on enfonce l'aiguille de 5 lignes sur *Sjosan*.

§ 15.

Un patient dont les mains et les pieds sont paralysés doit souffrir l'acupuncture sur les bras et les jambes à deux *sun* de *Foedi* vers le haut, et deux *sun* à côté de l'endroit *Sanri* [162] au pied (5 l.), vers le haut.

§ 16.

Pour les fortes convulsions des enfants, dans lesquelles ils tordent le corps violemment, on pique sur *Tjuquan* [56] (5 l.), sur *Etju* [314] (3 l.), et sur *Sensiosoek* (2 l.) (1).

_____

(1) Dans un cas pareil je fus témoin à Batavia d'une cure très extraordinaire : on prit un jeune pigeon

§ 17.

On fait une saignée aux personnes qui sont affectées, vers le soir, d'un obscurcissement sur la vue, sur *Sjosjo* [156].

§ 18.

Lorsqu'une pustule nommée *Tsio*, qui est très maligne, se déclare au visage, aux mains ou aux pieds, elle occasione d'abord de la démangeaison, et ensuite de la douleur, qui bientôt est suivie d'un fièvre violente, à laquelle on peut succomber en 24 heures : il faut y enfoncer aussitôt l'aiguille ; puis on extirpe la pustule, on laisse couler le sang, et on presse ensuite avec le doigt sur un endroit creux de l'avant-bras, ou placé à 3 *sun* au-dessus de *Rekkets* [136] ; et on brûle sur cet endroit 5 à 7 cônes de moxa.

---

qu'on dépluma dans la région de l'anus ; on le pressa contre l'anus de l'enfant malade. En peu de minutes le pigeon eut de fortes convulsions, et mourut ; on le remplaça aussitôt par un autre, qui eut le même sort, et on continua ainsi jusqu'à ce que l'enfant fût sauvé. (*Note du traducteur.*)

§ 19.

Dans la syncope par perte de sang ou après une blessure, on enfonce directement l'aiguille sur *Ryoku* [166] (2 à 10 l.) ,et sur *Fjakjé* (*vertex*) (2 l.), et sur *Quanjé* (2 l.).

§ 20.

S'il résultait une syncope occasionée par la douleur que ferait éprouver un testicule blessé, dès qu'il commencerait à se gonfler et qu'on apercevrait une inflammation, avant qu'elle se développe, on mêlerait un peu de poudre d'anis avec de la salive ; on frotterait l'endroit blessé, et on y brûlerait ensuite 5 à 7 cônes de moxa, et 7 cônes sur *Quangen* [64].

§ 21.

Dans un cas de rage (1), on pique sur *Fia-kje* (*vertex*) (2 l.), sur *Sanri* [167] au pied (5 l.), et sur *Gokok* [179] (3 à 5 l.)

---

(1) Le mot *rage* signifie ici aliénation d'esprit avec délire à la suite d'une forte fièvre. Parmi plusieurs questions que je fis en 1783, au médecin du *Zjogoen, Katsra Hoziud*, je lui adressai celle-ci:

« Trouve-t-on au Japon des chiens enragés dont la

§ 22.

Dans une rétention d'urine, on fait bouillir aussitôt trois à six livres de sel marin ordinaire dans une quantité suffisante d'eau qu'on verse dans une cuve où on place le malade jusqu'au nombril, ensuite on le met au lit, et on enfonce sur *Sima-no-kets*, 2 sun au-dessous de l'ombilic et 5 lignes de chacun de ses côtés, l'aiguille, à une profondeur assez forte pour qu'elle puisse se croiser dans le ventre, ensuite on pique 6 sun au-dessous de l'endroit

---

»morsure soit mortelle ? S'il y en a, quel en est le re-
»mède ?»

Peu de temps après je reçus sa réponse, où il me dit :
« Il y en a, et cette maladie est si dangereuse lorsque
»le chien est véritablement enragé, qu'on meurt dans
»la journée, avec des tourments affreux, si on n'a
»pas recours aux remèdes les plus salutaires; lorsque
»la rage n'est pas si prononcée, on meurt en quatre-
»vingt ou quatre-vingt-dix jours, quelquefois au bout
»de l'année.

»Dès qu'une personne est mordue, on lave la plaie
»avec de l'urine, et on fait une saignée tout près de la
»blessure, on place sur la plaie une coquille de noix
»remplie d'excréments, et on y brûle de gros cônes de
»moxa: par ce moyen le venin est bientôt extrait.

»Nous avons encore une autre manière de

Ejoky — en arrière du genou, à la fin du pli (5 l.). — S'il s'agit d'une femme enceinte, on pique seulement sur *Ejoky* pour la même maladie.

§ 23.

Dans les aigreurs ou rapports acides de l'estomac, on brûle le moxa sur *Sensjosok;* mais si l'acidité n'est pas forte on y enfonce simplement l'aiguille.

§ 24.

Lorsque les enfants sont atteints de la petitevérole accompagnée d'une forte fièvre, on fait une petite saignée en dehors du pli du genou,

---

»guérir cette maladie : on mêle un peu de thériaque »dans de l'eau bouillante salée, on en lave la plaie, »puis on y répand du vitriol, on la couvre d'un em-»plâtre pour qu'elle reste ouverte quarante à cinquante »jours : le malade doit s'abstenir; pendant un an de »*Zakki*, d'*Atski*, de volaille, de poisson huileux, et »de tout ce qui est gras ; il ne lui est pas permis de »se baigner avant cent jours, ni de faire aucun tra-»vail fatigant; alors la guérison est sans danger. »Il y a encore plusieurs autres méthodes de guérir »les morsures de chiens enragés, que je ne puis dé-»tailler ici. » (*Note du traducteur.*)

à la distance d'un *sun* de l'endroit *Etju* [145] (cette distance est calquée sur la longueur de la deuxième jointure du doigt du milieu chez l'enfant); alors la petite-vérole fait aussitôt éruption. Si cette précaution est négligée, on ne retire dans la suite aucun succès.

§ 25.

Dans les syncopes qui suivent les fortes chutes, on pique sur *Rensen* [4] (5 l.) et sur *Rjoku* [160] (8 l.); autrement il n'est pas d'usage d'y enfoncer si loin l'aiguille.

§ 26.

Dans les flux diarrhéiques violents, on pique sur *Kikay* [61] (8 l.), sur *Tensoe* [9] (5 l.). Si on n'obtient aucun effet, on y brûle le moxa.

§ 27.

Lors des fortes douleurs de poitrine accompagnées d'une grande oppression, on pique sur *Tayrio* [146] (8 l.), sur *Sinmon* [15] (3 l.), et sur *Kimon* [152] (4 l.),

§ 28.

Lorsque la paume de la main se fend par l'effet de la gale, on brûle sept à neuf cônes de moxa sur *Kansy* [144].

§ 29.

Dans la colique, on enfonce l'aiguille sur *kenrio* [196] (8 l.), sur *Saninko* [193] (3 l.), sur *Taysio* [134] (3 l.), sur *Tayfak* [196] (2 l.), sur *Tayjen* (2 l.), et sur *Tayrio* [146] (8 l.).

§ 30.

Pour les maux de ventre au-dessus de l'ombilic, on pique sur *Tjuquan* [16] (8 l.) et sur *Foriù* [17] (5 l.); mais si c'est au-dessous de l'ombilic, on pique sur *Saninko* [193] (5 l.) et sur *Joriosen* [174] (5 l.).

§ 31.

Si on ressent une pesanteur d'estomac par l'usage de mauvais aliments, on enfonce l'aiguille sur *Tjuquan* [16] et sur *Tensoe* [93] (8 l.), sur *Riomon* [ ] (10 l.) et sur *Kozon* [147] (4 l.); ce qui fait vomir le patient; après quoi on pique de nouveau sur *Tjuquan* [16] (8 l.).

§ 32.

Dans les suffocations (1) de matrice, on pique sur *Sjomon* [111] et sur *Gimon* [111] (6 l.), sur *Quangen* [16] (10 l.), et quelquefois même, suivant les circonstances, vingt lignes.

_____

(1) Probablement convulsions.

8.

§ 33.

Chez les femmes affectées de vapeurs (1) on enfonce l'aiguille sur *Tensoe*[1] et sur *Tjuquan* (10 l.); on a grand soin cependant de ne point piquer sur l'endroit même où est l'endurcissement, mais à côté, et d'agir toujours dans ces cas avec prudence.

§ 34.

Pour les douleurs entre la poitrine et l'ombilic, on pique sur *Kanju*[2] et sur *Figu*[3] (3 l.), et sur *Sanri*[4] au pied (5 l.).

§ 35.

Dans une obstruction qui prive de l'appétit, on pique sur *Tisen* (5 l.), sur *Tayfak*[5] (3 l.), sur *Tayrio*[6] (8 l.) et sur *Sinmon*[7] (3 l.).

§ 36.

Dans les douleurs de poitrine, on pique sur *Tjuquan*[8], sur *Kjokets* (8 l.)[9] et sur *Siomen*[10] (6 l.); on donne en même temps un vomitif pour évacuer les mucosités.

---

(1) Hystérie.

§ 37.

Lorsqu'après avoir mangé on ressent constamment une envie de vomir, on pique sur *Gequan*[18] (8 l.), sur *Sanri* [14] au pied (5 l.), sur *Jeju* [17] (3 l.) et sur *Kakju* [113] (3 l.).

§ 38.

Si le ventre est gonflé et dur, on pique sur *Tjuquan*[11](8 l.), sur *Saninko* [15] et *Taykje*(3 l.), et sur *Fiju* [116] (3 l.).

§ 39.

Pour les maux de reins on pique sur *Etju* [314] (5 l.), sur *Siosan* (7 l.) et sur *Kanron* (3 à 5 l.).

§ 40.

Si on ressentait des douleurs aux épaules; il faudrait étendre les bras en haut : il se formerait alors une dépression au-dessus de l'épaule, dans laquelle on piquerait sur *Kjokots*[167] (10 l.) et sur *Kengoe* [168] (3 à 5 l.).

§ 41.

Dans les douleurs au coude, on pique sur *Kioktyu* [171] (10 l.) et sur *Sanri*[171] au bras (5 l.)

§ 42.

Dans les douleurs au bras, on pique au-dessus du poignet (métatarse), sur *Jotje* [118] (3 l.), sur *Wankots* [119] (3 l.), et sur *Sanri* [120] au bras (5 l.).

§ 43.

Si des contractions nerveuses déterminent des douleurs au cou, l'aiguille doit être enfoncée sur *Foetje* [121] (3 l.), et sur *Foefoe* [122] (3 l.).

§ 44.

Pour la dysenterie, on pique sur *Tjuquan* [123] (8 l.), sur *Tensoe* [124] (5 l.), et sur *Quangen* [125] (10 l.). On répand ensuite un peu de sel marin torréfié dans le trou de l'ombilic, et on brûle autour environ cent à deux cents cônes de moxa.

On agit encore d'une autre manière, c'est-à-dire en enfonçant l'aiguille sur *Tjuquan* [126] (10 l.), sur *Tensoe* [127] (15 l.), sur *Jogan* (5 l.), et sur *Fikon* (12 l.).

§ 45.

Si c'est une diarrhée légère, on pique sur *Sekmon* [128] (5 l.), sur *Siman* [129] (4 l.), sur *Tjuquan* [130] (8 l.), et sur *Tensoe* [131] (5 l.).

§ 46.

S'il y a envie d'aller à la selle avec ténesme, on pique un *sun* et demi au-dessous de l'ombilic sur *Kikay*⁶¹ (8 l.), et trois *sun* au-dessous de l'ombilic sur *Quangen*⁶⁴ (10 l.).

§ 47.

Pour de fortes éructations, on pique sur *Naykan*¹¹⁵ (5 l.) et sur *Quangen*⁶⁴ (10 l.).

§ 48.

Pour les maux de tête, on pique sur *Fiakje* (vertex), sur *Soeten* (2 l.), et sur *Into*⁷⁶ (3 l.), ayant l'attention d'enfoncer l'aiguille en couchant vers le bas ; ensuite on pique sur *Foetjé*⁸⁹ (3 l.), sur *Foefoe*⁹¹ (3 l.), et sur *Sanri*¹⁶⁵, au pied (5 l.).

§ 49.

Dans les douleurs du dos, l'on pique sur *Etju*³¹⁴ (5 lig.), et deux *sun* à côté de *Sju-koesuy*, sur *Bokoju*⁶¹ (3 lig.).

§ 50.

Dans la toux sèche, l'on pique sur *Senkok*⁹⁹ (1 lig.), sur *Kioktak*¹⁶⁶ (3 l.), et sur *Koko*⁹⁹⁹ (5 l.).

§ 51.

Quand, dans une toux très forte, l'on crache des matières mêlées de sang, l'on pique sur *Foemon* ⁵⁹ (3 l.), sur *Siaktak* ¹⁵¹ (3 l.), et sur *Sanri* ¹⁶¹ au pied (5 l.).

§ 52.

Dans des crachements de sang, on pique sur *Sinmon* ¹⁵¹ (3 l.), sur *Tjuquan* ⁶⁴ (10 l.), sur *Quangen* ⁶⁴ (13 l.), et sur *Sanri* ¹⁶¹ (5 l.).

§ 53.

Dans de fortes hémorrhagies nasales, on pique sur *Amon* ⁴⁴ (4 l.), sur *Siaktak* ¹⁵¹ (1), (3 l.), sur *Sanri* ¹⁶¹ au pied (5 l.), et sur *Gokok* ¹⁷⁷ (3 à 5 l.).

§ 54.

Dans les diarrhées avec perte de sang, l'on pique sur *Sekmon* ⁶⁵ (5 l.), sur *Tensoe* ⁷⁷ (8 l.),

---

(1) On revient souvent sur ce lieu *Siaktak*: c'est là où est placée la veine radiale. Je soupçonne que c'est souvent une saignée qu'on cherche à produire, car on a recours principalement à ce lieu dans les affections inflammatoires.

sur *Fiakje* (vertex) (2 l.) , sur *Etju* [14] (5 l.) ,
sur *Saninko* [15] et *Inpak* [16] (3 l.) (1).

§ 55.

Lorsqu'on ressent quelques pustules brûlan-
tes en dedans de la bouche et sous la langue ,
il est d'usage de piquer sur *Rjoku* [16] (2 l.), et
sur *Gokok* [17] (3 à 5 l.). Si l'on n'en retire pas
un bon effet, l'on fait une saignée, qui alors est
très salutaire.

§ 56.

Dans la jaunisse , l'on pique sur *Tjuquan* [6]
(8 l.), et sur *Riomon* [9] (de 10 l.).

§ 57.

Dans les douleurs de reins , l'on pique sur
Etju [14] (5 l.) et sur *Boko* (3 l.) ; ensuite l'on
brûle du moxa sur *Fatsriu-no-kets*.

§ 58.

Dans des fièvres tierces , l'on pique sur *Sjomon* [18] (6 l.) et sur *kymon* [19] (10 l.) ; mais dans

---

(1) En considérant combien tous ces endroits sont
éloignés les uns des autres, on remarquera évidemment
que les médecins japonais cherchent à agir ici par révulsion.

des fièvres quartes, sur *Kakoly* (1 l.), sur *Sin-miak* (3 l.), et sur *Sanri* (5 l.).

§ 59.

Dans le dernier cas, l'on agit encore d'une autre manière; savoir, l'on pique sur *Inpak*[336] et sur *Sjosjo* [136] (1 l.), sur *sjomon* [113] (5 l.) et au milieu du *Daysoey* [207] (5 l.). Piquer aussi à l'épine du dos est en grande réputation.

§ 60.

Lorsqu'on est affecté de vertiges continus, l'on pique de trois lignes sur *Siosy* (5 l.), sur *Foetje*[3], sur *Tentju*[106], et sur *Sanri*[115] au pied (5 l.).

§ 61.

Dans une gonorrhée, l'on pique sur *Boko* (3 l.), sur *Quangen*[4] (10 l.), et sur *Sinju*[112] et *Zjoljoju* (3 l.), ce qui avance l'effet des autres remèdes.

§ 62.

Contre des rêves obscènes et des déperditions pendant le sommeil, on brûle de cinq à sept ou de neuf à onze cônes de moxa à la distance de trois *sun* des endroits *Sjusisuy* et *Sekots*[143].

§ 63.

Dans des douleurs de goutte, l'on pique sur *Foetje* [53] (3 l.), sur *Foesy* [54] et *Insi* [55] (4 l.), sur *Sanri* [56] au pied (5 l.), et sur *Sekots* [57] et *Joro* (6 l.).

§ 64.

Aux environs de l'ombilic, on trouve quatre points figurés en losange, sur lesquels on brûle le moxa, ou on enfonce l'aiguille de douze lignes aux hydropiques ; ensuite, on pique sur *Quangen* [58] (10 l.) et sur *Saninko* [59] (3 l.); cependant l'on enfonce l'aiguille plus ou moins, en proportion que l'enflure est plus ou moins forte.

Mais si l'hydropisie s'est répandue sur tout le corps, alors on pique sur *Tensoe* [60] (5 l.), sur *Riomon* [61] (10 l.), et sur *Quangen* [62] (15 l.).

§ 65.

Dans des maux d'yeux, soit qu'ils causent des douleurs, ou qu'ils soient enflammés, et qu'un pus séreux en découle, on fait promptement une saignée; ce qui ne se fait pas dans d'autres maux d'yeux. Lorsque la prunelle de l'œil est couverte de beaucoup de sang, et qu'elle est tout-à-fait obscurcie, on pique sur *Fiakje* et *Dosiriu*[1] (2 l.), sur *Siosy* ' en couchant l'aiguille vers les os des tempes (4 l.), sur *Rinku*[1] (2 l.), et sur *Gokok* (3 à 5 l.).

§ 66.

Dans des tumeurs de l'aine, dans des tumeurs rouges, et dans les gonflements qui surviennent à la suite de maladies honteuses , on pique sur les endroits *Okots*[1] (10 l.), dont le premier est à quatre *sun* de distance de l'ombilic et au-dessous; les deux autres sont à un demi-*sun* de chaque côté du premier : quelquefois cela cause beaucoup de soulagement au patient.

§ 67.

Lorsqu'il vous survient beaucoup de petites pustules au visage, on pique sur *Roku*[1] (2 l.), et quelquefois on fait une saignée.

§ 68.

On verse aux noyés du vinaigre dans la bouche, et on leur enfonce profondément une aiguille sur *Kubi*[1] pour les faire vomir et les faire respirer. Cela est souvent d'un bon succès s'ils sont subitement retirés de l'eau. Dans d'autres maladies , l'aiguille est enfoncée en cet endroit en la couchant;

§ 69.

Trois *suns* au-dessous du nombril, sur *Quan-gen*", il y a trois endroits, à peu de distance l'un de l'autre, sur lesquels, dans un accouchement pénible, on enfonce l'aiguille de deux à trois *suns*, suivant que la femme est d'une constitution plus ou moins forte; et on lui donne en même temps à prendre le remède suivant :

Poudre de safran,	1/2 drachme;
—de cannelle,	1/2 idem;
Fleurs de lis blancs',	2 drachmes',

sur lesquelles on verse deux tasses d'eau qu'on fait bouillir et qu'on réduit à une; cela est d'un effet si salutaire que non seulement elle accouche heureusement, mais qu'aussi cela la débarrasse d'un enfant mort et de l'arrière-faix.

§ 70.

Lorsque les femmes, après l'accouchement, ont l'esprit comme aliéné, et ont de l'inflammation par la grande quantité de sang, on pique sur *Juzen*''' (5 l.), sur *Tjusio* ''' (2 l.), et sur *Roku*'' (de 2 à 3 l.).

§ 71.

Quelquefois elles sont attaquées d'une autre aliénation d'esprit, causée par une stase du sang ; alors on enfonce l'aiguille sur *Gokok* [172] (4 l.) sur *Sanri* (5 l.), sur *Piakje* (vertex) (2 l.), mais en la couchant; en arrière seulement, on l'enfonce sur *Saninko* [194] de trois lignes en bas.

§ 72.

Lorsque les femmes ressentent, après les couches, des douleurs à la poitrine et au ventre par une grande perte de sang, l'on pique sur *Quangen* [64] (10 à 15 l.), et sur *Saninko* [194] (3 l.).

§ 73.

Si on rencontre dans le bas-ventre un endurcissement qui quelquefois est de la grosseur du poignet, on pique sur *Kansi* [148] (5 l.), on brûle 3 à 5 cônes de moxa sur *Tayky* [118], ensuite l'on pique sur *Saninko* [194] (3 l.), et on y brûle encore 3 à 5 cônes de moxa.

§ 74.

Lorsqu'une femme ressent des douleurs aux reins et qu'elle urine difficilement, on cherche l'endroit *Sjukoesuy*, et on enfonce l'aiguille à la distance de trois *suns* des deux côtés sur les endroits *Boko* (5 lig.), on y brûle 50 cônes de moxa.

§ 75.

Lorsqu'une femme s'aperçoit qu'elle a un endurcissement dans le ventre, et que celui-ci est causé par un engorgement des règles, on pique sur *Quangen* [61] (10 à 15 l.); si cela ne produit point d'effet, l'on y brûle trente cônes de moxa, ce qu'on fait trois fois par an.

§ 76.

Dans le vomissement continuel et lorsqu'on pousse des vents par la bouche pendant les fortes chaleurs, on pique sur *Siko* [49] (5 l.).

§ 77.

Si dans les fortes chaleurs on se trouve incommodé par des vomissements répétés et par une diarrhée permanente, on pique sur *Ziko* [34] (5 l.), sur *Siaktak* [131] (3 l.), sur *Sanri* (5 lig.), et sur *Tayfak* [16] (3 l.).

§ 78.

Il arrive aussi qu'il survient une défaillance par les fortes chaleurs jusqu'à perdre la parole et avoir de fortes convulsions; dans ce cas il faut faire de suite une saignée sur *Biju* [14]. Si le patient ressent des douleurs au-dessus de l'ombilic, on pique de 5 lignes sur *Sanri*; mais si c'est au-dessous, alors on enfonce l'aiguille de 5 lignes sur *Inriosen* [15]; si la douleur se fait ressentir au-dessus et au-dessous, on pique sur *Sjoren* [63] (3 l.), et si elle est accompagnée de contractions vers les reins, on pique sur *Tayfak* [16] de 3 lignes. La poitrine et le ventre étant enflés, l'on pique sur *Nayty* [69], et sur *Sekots* [69] (3 lig.), et dans de fortes convulsions, sur *Sinju* [51] (1 l.).

§ 79.

Quand un individu est attaqué de cette maladie, on lui donne aussi une tasse d'eau chaude, dans laquelle on a fait délayer un peu de sel marin, comme potion vomitive, et ensuite on recherche le lieu de la maladie, afin qu'on puisse se servir de remèdes internes ou bien de l'aiguille, selon qu'elle est plus ou moins grave.

§ 80.

Lorsque dans une forte défaillance l'on n'aperçoit plus de signe de vie, l'on enfonce l'aiguille au milieu de l'endroit *Daysoey* [27] (5 l.) vers le haut.

§ 81.

Si quelqu'un avait été étranglé, il faudrait le faire mettre au lit, après quoi l'on enfonce-rait l'aiguille tout droit sur *Joriosen* [174], *Kansi* [146], et sur *Jotje* [306].

§ 82.

Si pendant le sommeil une forte sueur a lieu au-dessus des reins, ce qu'on considère comme un affaiblissement, l'on pique sur *Jnto* [76] et sur *Kansi* [146]; mais si c'est au-dessous, alors sur *Quangen* [64], et sur *Tensoe* [98] (101.).

§ 83.

Dans la crampe aux pieds, l'on pique sur *Joriosen* [174] (6 l.), sur *Saninko* [134] (3 l.), sur *Kozon* [137] (5 l.), et sur *Konron* [302] (3 l.).

§ 84.

Dans les douleurs qui se font ressentir au-des-sous du genou, l'on pique sur *Kozon* [137] (3 l.), et sur *Konron* [302] (3 l.); mais si c'est au-dessus, alors sur *Joriosen* [174] (6 l.), et sur *Saninko* [134] (4 l.).

§ 85.

Si dans une maladie on a l'intention de faire

9

vomir le patient, l'on pique sur *Tjuquan* [56]
(10 l.), et sur *Taysio* [134], vers le haut (3 lig.),
l'on enfonce l'aiguille sur *Jokok* (1 l.). Si pourtant cela n'a aucun effet, alors on pique aussi
sur *Sanri* [162] au pied, et sur *Kubi* [53].

§ 86.

Dans de mortelles angoisses, lorsque la
gorge est comme suffoquée par des mucosités,
on pique premièrement sur *Tyufoe* [106] (de 5 à
6 l.); si cela ne soulage pas, on enfonce l'aiguille de 10 lignes, en frottant l'endroit un peu
avec le doigt, pour le rendre souple.

§ 87.

Quand de long-temps l'on n'a pas été à la
selle, l'on enfonce l'aiguille sur *Quangen* [64] (de
20 l.), et sur *Fikon* (12 l.).

§ 88.

Dans les incontinences d'urine pendant le
sommeil, et lorsqu'on sent quelques bosses et
duretés dans le ventre, on pique sur *Tensoe* [98],
Riomon [94], et *Jnto* [76]; mais si l'on ne sent point
de bosses, l'on brûle sept cônes de moxa sur
Tiukiok [65]. N'aperçoit-on point de soulagement,
l'on pique sur *Kikay* [62] (2 l.), et sur *Day-*

ten ᴬᴮᶜ (3 l.), et on y brûle en même temps du moxa.

§ 89.

Si à la tête, au visage, à la poitrine, aux reins, aux mains et aux pieds, s'élèvent de petites pustules malignes, et que le patient soit incommodé par une forte tension de ventre, accompagnée de vives douleurs et d'une forte fièvre; si les testicules se retirent jusqu'au ventre et que la verge devienne noire, c'est une situation très dangereuse, il faut saigner très promptement.

§ 90.

Hormis ce qui a été dit à l'art. 69, il est d'usage, dans des couches pénibles, de piquer sur *Kokets* (6 l.), sur *Gokok* ᴬᴮ, et *Saninko* ᴬᴮ (4 l.).

§ 91.

Quoique dans aucun pays au monde on n'ait plus l'habitude de se baigner et de se laver qu'en cet empire, où dans toutes les classes, depuis les premières jusqu'aux dernières, cela se fait deux fois par jour dans de l'eau chaude, cependant il arrive souvent que des parties génitales des femmes il sort une odeur désagréable, alors l'on pique sur *Daylen* [206] (3 l.), sur *Tayrio* [146] (2 l.), sur *Tjusio* [148] (2 l.), et sur *Kokan* [205] (3 l.).

§ 92.

Dans les douleurs de la verge, et lorsqu'il en découle une matière pituiteuse, ce qui est sensé une sorte de gonorrhée, l'on pique sur *Sekmon* [63] (5 l.), sur *Quangen* [64] (10 l.), sur *Kikay* [62] (8 l.), sur *Kiokkotz* [64] (6 l.), et sur *Daylen* [203] (2 l.); on fait en même temps une saignée, et on brûle trois cônes de moxa sur *Bokzan* [223].

§ 93.

Aux lépreux on enfonce l'aiguille sur *Nintju* [90] (de 2 à 3 l.), sur *Kensy* [165] (3 l.) et sur *Siaktak* [173] (3 l.), en les saignant en même temps; mais en leur faisant boire de l'eau mercurielle, et en pratiquant une copieuse saignée, on obtient un meilleur effet.

L'on a l'habitude de couper sur *Etju*, [314] au visage, sur les mains et les pieds, toutes les protubérances et d'en faire découler du sang.

§ 94.

Dans des suffocations de matrice très fortes, accompagnées d'une propension infructueuse à aller à la selle, ou à uriner; lorsqu'il y a endurcissement du ventre et gonflement de tout le corps, on pique sur *Foekrju* ³¹¹ (3 l.), sur *Sanri* (5 l.), sur *Jnriosen* ¹⁹¹ (5 l.), sur *Zjoquan* ⁹¹ (8 l.), et sur *Sjomon* ¹¹¹ (3 l.).

§ 95.

Dans les fortes selles et les vomissements dont on est pris en hiver, et qui sont accompagnés de maux de ventre et d'une soif permanente, on brûle aussitôt à volonté des cônes de moxa sur *Jnto* ⁷⁶ et *Kikay* ⁶¹, on a soin de tenir le patient bien chaudement.

§ 96.

Si cela arrive pendant les chaleurs, et que ce soit accompagné de sécheresse de la bouche, on pique sur *Naykan* ¹¹¹ (5 l.), sur *Sanri* (5 l.), sur *Tayfak* ¹⁹⁶ (3 l.), et sur *Gjozay* ¹³⁹ (1 l.).

§ 97.

Lorsque cela est accompagné de fortes contractions et de défaillances, on enfonce l'aiguille aussitôt sur *Foetje* ⁴³ (3 l.) et sur *Fiakje* (vertex) (2 l.); on presse en même temps sur *Tjokjo* ¹¹¹ (3 l.) au-dessous du *Nisio-itjd*, ou de la qua-

-trième vertèbre, ensuite l'on pique sur *Konron* [311] (3 l.) et sur *Sanri* (2 l.).

§ 98.

Dans de fortes diarrhées mêlées de sang, ou dans les dysenteries, lorsque le malade tombe à tout moment en faiblesse, on enfonce directement l'aiguille sur *Taysio* [313] (3 l.), sur *Kikay* [62] (8 l.), sur *Saninko* [104] (4 l.), sur *Tjukiok* [63], et sur *Dayten* [305] (2 l.).

§ 99.

Dans les maux de poitrine et de ventre causés par un sang épaissi, on fait une saignée à *Etju* [314], qui est entre *Sjoljn* [317] et *Azé*.

§ 100.

Lorsqu'on aperçoit à l'extrémité de la langue des enfants quelques pustules, ou de l'inflammation, l'on fait une petite ouverture à la partie externe du petit doigt, à côté de l'ongle, pour en tirer un peu de sang.

§ 101.

Quand des enfants en bas âge sont toujours pleurant et inquiets pendant la nuit, il est d'usage de piquer sur *Tjuquan* [66] (2 à 3 l.), ·ou bien d'y brûler du moxa.

§ 102.

Lorsque des enfants sont attaqués de défaillances avec de fortes contractions des yeux, et avec tension des paupières, on pique sur *Tjuquan* [56] (8 l.) et sur *Jnto* [76] (2 l.), en couchant l'aiguille, mais sur *Jumon* [511] on peut aller jusqu'à la profondeur de 10 l., et sur *Sjomon* [112] (6 l.).

§ 103.

Pour débarrasser une femme en couche d'un enfant mort, l'on pique sur *Gokok* [479] (3 l.) et sur *Saninko* [134] (5 l.); il est aussi d'usage dans ce cas de brûler du moxa à la cime du petit doigt du pied, ou d'y piquer avec l'aiguille.

§ 104.

Lorsque le sein d'une femme se gonfle, l'on enfonce l'aiguille sur *Rinku* [51] (3 l.), sur *Sanri* (5 l.), sur *Sinmon* [132] (3 l.), et sur *Saninko* [134] (4 l.).

§ 105.

Lorsque des nourrissons vomissent le lait, l'on enfonce l'aiguille sur *Tjuquan* [56] (de 5 à 6 l.).

§ 106.

Lorsque, dans des maladies vénériennes, l'on

ressent des fortes douleurs le long de l'épine
du dos et aux jambes, accompagnées de contractions, l'on pique sur *Foetje* [39] (3 l.), sur
Tjuquan [56] (8 l.) , sur *Sekots* [163] (6 l.), et sur
Foesi [116] (4 l.).

§ 107.

A la fin du printemps, ou au commencement
de l'été, plusieurs personnes sont attaquées de
maux de tête, d'étourdissements, d'apathie,
de lassitude, d'assoupissement, de manque
d'appétit et d'une oppression de poitrine; dans
ces cas, l'on enfonce l'aiguille sur *Kokwo* [137] (3 l.),
sur *Fayju* [150] (3 l.) , et sur *Genmon* (3 l.), et
on leur recommande un exercice convenable.

§ 108.

Lorsque, par un gonflement à la gorge, l'on
ne peut rien avaler, on fait aux endroits *Kito*
et *Sjosjo* [136] une incision à la profondeur d'une
ligne, afin d'en tirer une certaine quantité de
sang.

§ 109.

Les femmes qui ont des flueurs blanches, ou
une perte de sang, sont placées à califourchon
sur un long bamboë; l'on trouve à cinq *tune*

au-dessus de ce bamboë à l'os sacrum trois points qu'on suppose être chacun à la distance de quinze lignes l'un de l'autre, et au-dessous de ces points, un *sun* plus bas, trois autres points : sur chacun de ces six points il est d'usage, dans ces cas, de brûler sept, onze ou quatorze cônes de moxa.

§ 110.

Contre l'écoulement des hémorrhoïdes, l'on a l'habitude de brûler du *moxa* au-dessous de l'endroit *Sjunisuy*.

FIN.

TABLE NUMÉRIQUE

Indiquant sur le *Tsœ-bosi* les endroits où les Japonais pratiquent l'acupuncture et appliquent le moxa dans les maladies qu'ils ont à traiter, et dont les principaux préceptes sont contenus dans ce Traité : chaque numéro est accompagné du nom de l'endroit à opérer selon la prononciation mandarine.

Fiaksai ou Fiakje, ou le *commencement* (c'est le vertex).

a	Sentjo.	1	Zok-kok.
b	Zooje.	2	Tenko.
c	Sjo-sy.	3	Kak-zu-zin.
d	Sin-tè.	4	Tjoje.
e	Zantik.	5	Tjo-mon.
f	Lo-lio.	6	Zimon.
g	Ly-my.	7	Quan-riu.
h	Sjo-ku.	8	Ge-quan.
i	Zi-fak.	9	Kjo-sia.
k	Jo-fak.	10	Tay-gy.
l	Dosiriù.	11	Kak-zon.
m	Quan-zjo.	12	Ten-po.
n	Kjo-zjo.	13	Ey-foe.
o	Gy-ko.	14	Ky-miak.
p	Tje-so.	15	Ro-zok.
q	Qua-zjo.	16	Kjok-bin.
r	Soeydats.	17	Kjo-in.
s	Tan-ko.	18	Quan-kots.
t	Gin-ko.	19	Foe-fak.
u	Zjo-sjo.	20	Ten-tju.
v	Tooy.	21	Go-tjo.
w	Rjo-jen.	22	Kjo-kan.
x	Ken-zjo.	23	No-ko.
y	Sitkkoe.	24	A-mon.
z	Ken-riù.	25	Foe-foe.
		26	Kiok-sa.
		27	Go-so.
		28	Sjo-ko.
		29	Zits-soe-ten.

30	Rak-kiak.	71	Ry-ro.
31	Fon-sin.	72	Sin-po.
32	Rin-ku.	73	Foro.
33	......	74	Ju-mon.
34	Mok-so.	75	Tsoe-kok.
35	Sjo-ey.	76	In-to.
36	Sjo-ry.	77	Sek-quan.
37	Giok-tin.	78	Sjok-jok.
38	No-koe.	79	Mo-ju.
39	Foe-tjé.	80	Tju-tju.
40	Ten-jo.	81	Si-man.
41	Ren-sen.	82	Ki-kots.
42	Zin-gy.	83	Tay-ek.
43	Foe-tots.	84	O-kots.
44	Soey-tots.	85	Kets-bon.
45	Ki-sja.	86	Ki-ko.
46	Ten-tots.	87	Ko-bo.
47	Sen-ki.	88	O-key.
48	Qua-gay.	89	Jo-zo.
49	Si-ku.	90	Niu-tjeu.
50	Giok-do.	91	Nin-kon.
51	Dan-tjù.	92	Foe-io.
52	Tju-ty.	93	Sjo-man.
53	Ku-bi.	94	Rjo-mon.
54	Kjo-kets.	95	Quan-mon.
55	Zjo-quan.	96	Day-iets.
56	Tju-quan.	97	Quats-nik-mon.
57	Ken-rie.	98	Ten-soe.
58	Ge-quan.	99	Gway-rio.
59	Soey-boen.	100	Tay-ko.
60	Sin-kets.	101	Soey-do.
61	In-ko.	102	Ki-ray.
62	Ki-kay.	103	Ki-sjo.
63	Sek-mon.	104	Kju-miak.
64	Quan-gen.	105	O-en-mon.
65	Tju-kiok.	106	Tju-foe.
66	Kiok-kots.	107	Sju-ey.
67	Ten-té.	108	Ko-kjo.
68	Ju-foe.	109	Ten-ke.
69	Juk-tjù.	110	Zjok-to.
70	Sin-zo.	111	Gimon.

112 Zits-gets.		153 Jo-ky.	
113 Foe-kay.		154 Wan-kots.	
114 Tay-bo.		155 Sjo-foe.	
115 Foe-kits.		156 Sjo-sjo.	
116 Foe-sia.		157 Fi-quan.	
117 Ko-mon.		158 Foek to.	
118 Tay-ky.		159 Jn-si.	
119 Soe-kin.		160 Rjo-ku.	
120 Jen-ek.		161 Dok-bi.	
121 Tay-fo.		162 San-ri *au pied.*	
122 Sjo-mon.		163 Zjo-ren.	
123 Ky-mon.		164 Sjo-ko.	
124 Tay-miak.		165 Ge-ren.	
125 Go-soe.		166 Kay-ré	
126 Kjo-riu.		167 Ko-jo.	
127 Quan-tjo		168 Kan-jo.	
128 Ten sen.		169 Nay-té.	
129 Ten-poe.		170 Gon-dats.	
130 Kio-fak.		171 Fo-riu.	
131 Sjak-tak.		172 Tju-dok.	
132 Kjok-tje.		173 Jo-quan.	
133 Ko-say.		174 Jo-rio-sen.	
134 Juy-do.		175 Ko-ko.	
135 Ky-kjo.		176 Gway-kju.	
136 Rekkets.		177 Ko-my.	
137 Day-jen.		178 Jo-fo.	
138 Gjo-zay.		179 Ken-sjo.	
139 Sjo-zjo.		180 Kju-kjo.	
140 Se-ry.		181 Rin-ku.	
141 Sjo-kay.		182 Ti-go-quay.	
142 Kjok-tak.		183 Kje-ky.	
143 Gek-mon.		184 Gé-kin.	
144 Kan-si.		185 In-ren.	
145 Nay-kan.		186 Go-ri.	
146 Tay-rio.		187 Ki-mon.	
147 Roku.		188 In-po.	
148 Tju-sio.		189 Kits-kay.	
149 Ry-do.		190 Kjok-sen.	
150 Tsoe-zi.		191 In-rio-sen.	
151 In-gok.		192 Ti-ki.	
152 Sin-mon.		193 Lo-kok.	

194	San-in-ko.	235	Foe-boen.
195	Zjo-ku.	236	Fak-ko.
196	Tay-sak.	237	Ko-kwo.
197	Ko-zon.	238	Sin-to.
198	Tay-to.	239	I-ki.
199	In-pak.	240	Kak-quan.
200	Sits-quan.	241	Kon-mon.
201	Tju-to.	242	Jo-ko.
202	Ty-ko.	243	I-zia.
203	Tju-fo.	244	I-zo.
204	Tay-tju.	245	Qu-mon.
205	Ko-kan.	246	Si-sits.
206	Day-ten.	247	Fo-vin.
207	Day-soey.	248	Tits-quo.
208	I On-todo.	249	Foe-mon.
209	II	250	Fay-ju.
210	III Ou Sin-tju.	251	Kets-in-ju.
211	IV	252	Sin-ju.
212	V Sin-to.	253	Kak-ju.
213	VI Ry-tay.	254	Kan-ju.
214	VII Si-jo.	255	Tan-ju.
215	VIII	256	Fi-ju.
216	IX Kin-sjuk.	257	Ji-ju.
217	X Tju-soe.	258	San-sjo-ju.
218	XI Zek-tju.	259	Sin-ju.
219	XII	260	Day-tjo-ju.
220	XIII Ken-soe.	261	Sjo-tje-ju.
221	XIV My-sen.	262	Bo-ko-ju.
222	XV	263	Tju-rio-goe-ju.
223	XVI Jo-quan.	264	Fak-quan.
224	XVII	265	Ken-sy.
225	XVIII	266	Ten-mon.
226	XIX	267	Kjo-kots.
227	XX	268	Ken-goe.
228	XXI	269	Fek-zju.
229	Jo-ju.	270	Go-ri.
230	Quay-jo.	271	Tju-kjo
231	Quay-ju.	272	Kjok-tju.
232	Tjo-kjo.	273	San-ri *au bras*.
233	Quay-in.	274	Zjo-ron.
234	Tay-sio.	275	Ge-ren.

276 Ou-rien.	307 Tjutjé.
277 Fen-rek.	308 Jek-mon.
278 Jo-ky.	309 Quan-tju.
279 Go-kok.	310 Sjo-tits.
280 San-gen.	311 Jen-mon.
281 Ni-ken.	312 Foe-gek.
282 Zjé-jo.	313 I-jo.
283 Ken-tju-ju.	314 I-tju.
284 Ken-guay-ju.	315 Go-jo.
285 Ko-kong.	316 Sjo-kin.
286 Ten-zo,	317 Sjo-tju,
287 Fey-foe.	318 Fi-jo.
288 Zju-ju.	319 Tik-fin.
289 Sjo-kay.	320 Foe-jo.
290 Zi-zjo.	321 Foek-riu.
291 Jo-ro.	322 Kon-ron.
292 Go-ki.	323 Fok-zan.
293 Sen-kok.	324 Tju-miak.
294 Sjo-tak.	325 Kin-mon,
295 Ken-té.	326 Ky-kots.
296 Ken-rio.	327 So-kots.
297 Jo-quay.	328 Tsoe-kok.
298 Sjo-rek.	329 Si-jin.
299 Zy-ry-en.	330 Tay-ké.
300 Ten-zjo.	331 Tay-sjo.
301 Si-dok.	332 Soey-sen.
302 San-jo-rak.	333 Sjo-kay.
303 Quay-so.	334 Sen-kok.
304 Zi-ko.	335 Ju-zen.
305 Guay ou ge quan.	336 In-pak.
306 Jo-tji.	337 San-in-ko.

TABLE ALPHABÉTIQUE

De la traduction des caractères chinois sur le Tsoe-bost, *avec les numéros qui y correspondent, servant à l'intelligence de ce Traité.*

INDEX DES FIGURES JAPONAISES,

J'ai placé à côté de chacun des mots chinois que renferment les aphorismes, le chiffre qui leur correspond sur le *Tsoe-bosi*, afin d'éviter au lecteur le travail fatigant de recourir chaque fois à la table, et de là aux figures. Il a été très difficile et très pénible de traduire les caractères chinois qui se trouvent sur le *Tsoe-bosi*, et de leur donner une orthographe appropriée à la prononciation mandarine; aussi on remarquera que quelques uns de ceux qui sont contenus dans les aphorismes ne se retrouvent pas à la table, ou au moins n'y sont pas écrits de la même manière; mais je n'ai pas osé me permettre de les interpréter en y ajoutant le chiffre que je croirais leur correspondre. Cette matière étant trop importante pour risquer de me tromper, j'ai donc dû copier fidèlement le traducteur. On trouvera aussi beaucoup de mots dans les tables, et beaucoup d'endroits sur le *Tsoe-Bosi*, dont les aphorismes ne font pas mention; mais ces aphorismes ne renfermant que ce qu'il y a de fondamental dans la doctrine des Chinois et des Japonais, et étant regardés par eux comme le sont par les peuples d'Occident les aphorismes d'Hippocrate, ils ne peuvent faire mention des points où l'opération serait peu importante, ou d'un succès douteux. J'aurais pu fournir d'autres documents relatifs à cet objet; mais j'ai tenu à rendre ce livre le plus concis possible, et à ce qu'il ne renfermât que des choses utiles.

Pour abréger encore le travail de la recherche des chiffres sur les figures, je les indique ici par régions, afin qu'on aille de suite au fait.

Le mot *Fiakje* n'a ni indication de chiffre ni de lettre, il se rapporte au vertex ou sommet de la tête, et signifie le commencement (voy. pl. II, fig. D).

Les lettres occupent la ligne médiane supérieure et

antérieure de la tête, depuis le vertex, et tout le visage (voy. pl. I et II, fig. A et C).

Les numéros

De   1 à   20 { occupent la partie latérale de la face, dans ses régions temporale, zigomatique et submaxillaire (voy. pl. II, fig. C).

De   21 à   25 { occupent la ligne médiane supérieure postérieure de la tête, depuis le vertex jusqu'à la nuque (voy. pl. I et II, fig. C et D).

De   26 à   43 { occupent la partie supérieure et externe du crâne, en allant postérieurement, puis cheminant à la partie latérale du cou, vers le sternum (voy. pl. II, fig. C et D).

De   44 à   84 { occupent la partie médiane antérieure du tronc, depuis le menton jusqu'au pubis (voy. pl. I, fig. A).

De   85 à 127 { occupent la partie antérieure latérale du tronc, régions du thorax et de l'abdomen (voy. pl. I et II, fig. A et C).

De 128 à 132 { occupent la partie antérieure du bras (voy. pl. I et II, fig. A et C).

De 133 à 137 { occupent la partie externe de la main et du pouce (voy. pl. I, fig. B).

De 138 à 156 { occupent la partie interne du bras (voy. pl. I, fig. F).

AVIS.

Au moment où cet ouvrage sort de la presse, j'ai considérablement modifié l'application de l'électro-puncture et les instruments qui y servent. Mon Mémoire étant imprimé, j'en rendrai compte dans un autre travail.

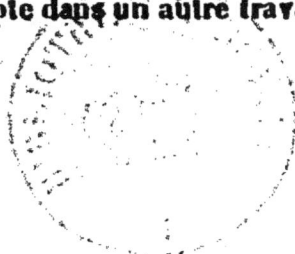

TABLE DES MATIÈRES.

FIN DE LA TABLE.

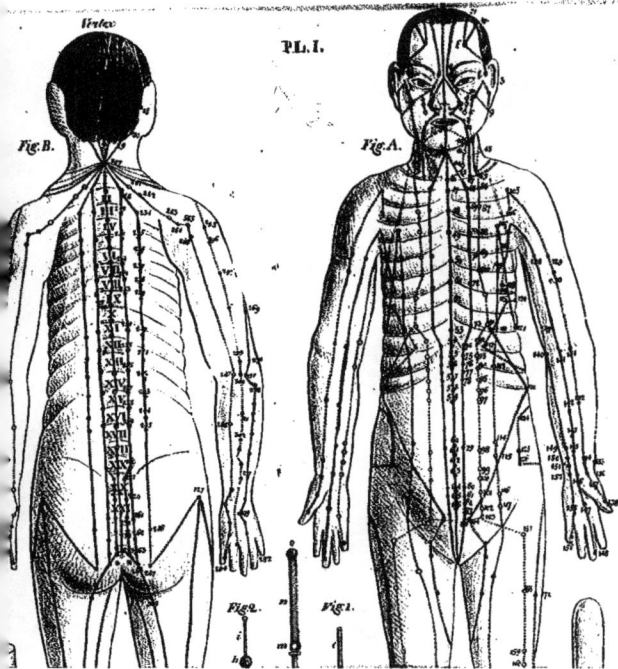

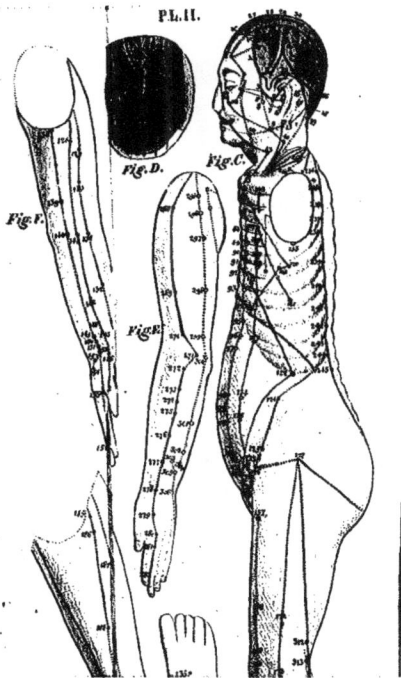